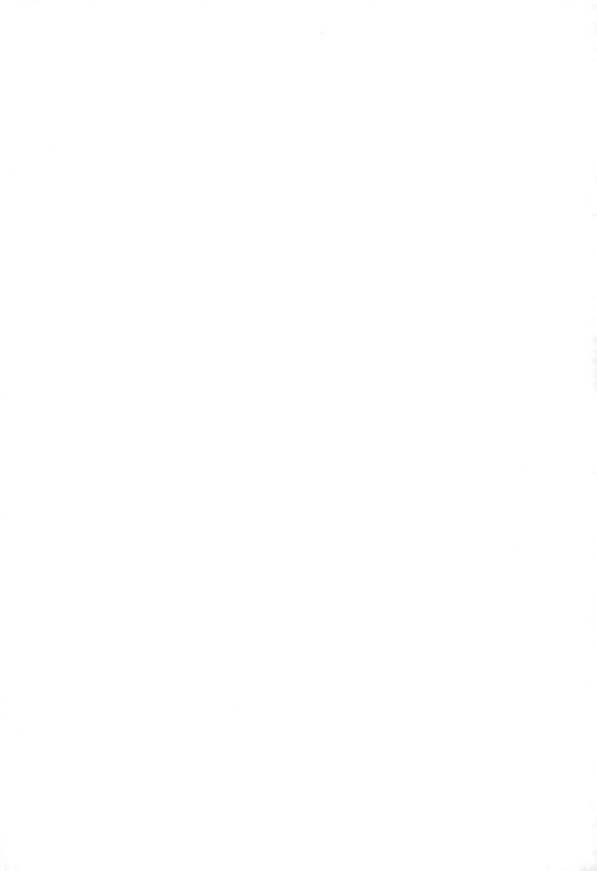

孩子生病怎么办？

洋大夫那唐元的中国诊疗笔记

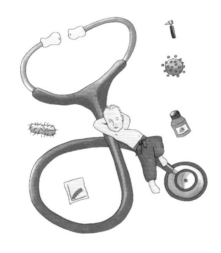

[比] 那唐元　著
於　婕　译

知识出版社

北京版权局著作权合同登记

图字：01－2015－6881

图书在版编目（CIP）数据

孩子生病怎么办？/那唐元著．—北京：知识出
版社，2015.11

ISBN 978－7－5015－8861－9

Ⅰ．①孩…　Ⅱ．①那…　Ⅲ．①小儿疾病—诊疗
Ⅳ．①R72

中国版本图书馆 CIP 数据核字（2015）第 258599 号

选题策划　　武　丹　于　雯
责任编辑　　于　雯
责任印制　　魏　婷
封面设计　　卜翠红

知识出版社出版发行
地　　　址　北京市西城区阜成门北大街 17 号
邮政编码　　100037
电　　　话　010－88390732
网　　　址　http：//www. ecph. com. cn
印　刷　厂　北京地大天成印务有限公司
开　　　本　1/16
印　　　张　21.75
字　　　数　318 千字
印　　　次　2015 年 11 月第 1 版　2016 年 4 月第 2 次印刷

ISBN 978－7－5015－8861－9　定价：58.00 元

致我的妻子，是她开启了我的文学冒险旅程，她还主动承担起把这本书从法文译成中文的艰辛工作。两年来她还得时不时地容忍我面对批评时的臭脾气。

致我的女儿和儿子，他们得知我完成书稿之后，和我一样欢欣无比。

致我那刚刚降临人世的小儿子，欢迎你的到来！

谢谢你们的耐心。

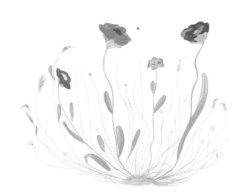

特别提示

本书以教育目的为主。

医学是个不断进步发展的领域，每个个体也有差异，读者应该避免把书里的内容视为医生对自己的诊断，它无法取代患者同医生面对面的门诊咨询。切忌仅仅根据本书的叙述，对任何人进行医学处置。

本书在介绍药物时，大都使用药物通用名，但考虑到科普的特点，在需要的时候也使用了广为人知的药物商品名，但这绝没有任何商业企图，更不是任何医药研发或销售实体支持的结果。建议读者对每一用药都要检查厂家提供的最新产品信息，包括推荐剂量、服用方法、用药时间和相关禁忌症。

不管是出版商还是作者，对于由本出版物引起的任何人或财产的损伤或损失，均不承担任何责任。

★ ★ ★ ★ ★

如果出现以下几种状况，家长应该尽快就医：

3 个月以下的婴儿发烧了；

孩子的日常活动逐渐减少；

孩子呼吸不正常、意识不清楚、有无法控制的呕吐，或其他体现主要器官功能障碍的体征。

我也想提醒大家，疫苗有助于预防潜在的重病，在适龄阶段接种疫苗是必不可少的。接种疫苗可以挽救生命。

目 录
CONTENTS

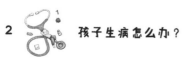

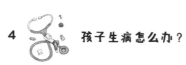

孩子生病怎么办？

简 介

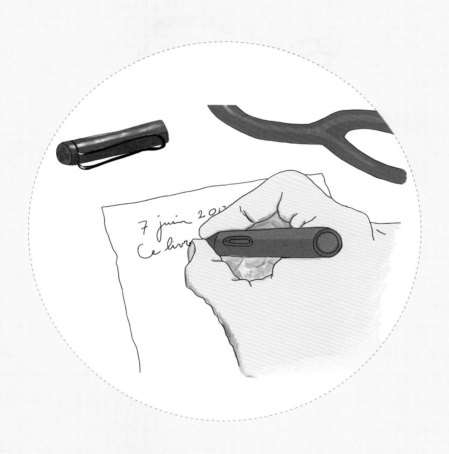

我为什么写这本书？

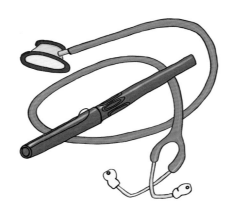

一转眼我在北京已经工作了 10 年，这本书说的是这些年我在北京和睦家医院当儿科医生的事。我这些年生活在东半球，一些事免不了要染上这片土地的色彩。话又说回来，这些年我在工作中碰到的绝大部分病症，世界上不管哪个大城市的一线儿科医生都会碰到。

患儿家长每天带来各式各样的问题，过几天呢，别的家长又提出类似的问题， 就像是一个个轮回，很多时候连家长们的反应都是一样的。虽然我尽量避免说同样的话，可事实上，对同样的问题，我给出的解释往往是相似的。当然我说的这些问题往往具有普遍性，不是只存在于哪个国家，也不仅仅是中国特有的。

也许人在任何工作中都很难避免重复，我的工作常态就是这样，老得重复同样的问与答。这种情况周而复始，慢慢地给我带来一种蚍蜉撼树般的无力感。我于是开始思考，怎样才能尽可能地让家长面对常见的、良性疾病的时候，可以更加独立、自信，我也很想告诉他们，怎样可以辨别潜在的大病，在真正需要的时候，才去就医。

所以，写作成了我解决上述问题的方案，也成了我自我解脱的良方。在这本书里，我一方面向大家呈现门诊的场景、患儿家长的疑问和担忧；另一方面介绍基础医学知识，尤其是疾病背后的为什么；我也记录自己的行医体验、各种想法。我希望这本书里传递出的信息可以惠及更多的人，而不仅仅是我在诊室里见到的患儿家长。我希望读了这本书，有人会说："啊，对了，我碰到的就是这个问题，现在我知道我得注意什么了，现在我知道什么情况下用不着太担心了。"

人们在初级保健时碰到的大部分疾病，会自然而然地朝好的方向发展，也就是说，不看医生，孩子也会自行康复。这种情况下，如果家长了解一些疾病的基础知识及其背后的为什么，就能比较清醒，有能力决定什么时候得去看医生，知道什么时候可以等一等，而用不着平白恐慌。

这本书里收入的是我个人认为最为常见的问题。

我花了将近两年的时间来写这本书，这本书里的每个章节，我都是怀着兢兢业业的态度来写的。其中的某些问题、看法，一些章节可能带点中国特色，读者会看到我是怎么用西方医生的视角来看待这些问题的。

我也想和大家分享我的医学世界观，告诉大家我是用什么样的职业眼光看待疾病的，当然我也没有忽略人的因素，每个来访者的自身经验都会对医疗实践产生影响。

我是比利时人，在欧洲、非洲和亚洲都工作过。医生在外国行医总会碰到意想不到的事，也会遭遇不少困难，这种困难对于来看外国医生的病人也同样存在。文化背景不同会给人带来一些挑战，它不光会影响治疗过程中的医患关系，也让我不断反思解决问题的方法，我也会质疑自认为已经领会、自认为会一成不变的某些思想观念。

在我工作的和睦家医院里，我看得最多的是中国患者，但我的病人来自南极洲以外的所有大陆。我用中文和我的中国病人交流，我在工作中也常用英语和我的母语——法语。我碰到的孩子不少是混血儿，他们的父母有一方不是中国人。有的时候，家庭成员间会因文化不同，出现让旁观者觉得啼笑皆非的局面。面对同一个问题，大家的看法会不一样。如果你在自己的国家当医生，碰到这种情况的概率相对会低些。在这本书里，你能看到，我笔下的这些患者的家庭文化和个性对行医的影响。

我尽量避免用说教的口吻来谈医学，而且各个章节里也少不了一些酸言酸语和幽默（幽默是比利时的国粹，也是我自我救赎的良药）。当然，这几十个门诊故事里的医疗建议，都是非常严肃的。我得承认，有时太严肃了。

这本书中描述的情境都是真实的，包括有些逗乐的场面，但里面的人物都是虚构的。

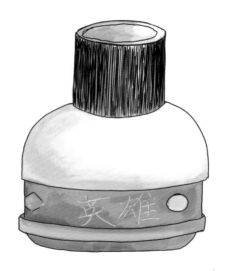

  孩子生病怎么办？

本书的框架

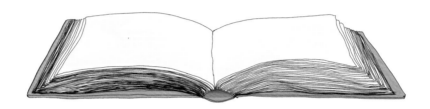

　　这本书里讲述的大部分故事是和临床医学有关的：小孩子不舒服了，家人带小孩去看医生；医生和家长说话、讨论；医生给孩子做检查，谈他的想法，谈他认为恰当的应对态度和方法。

　　在每个故事的后面，都有一篇题目为"更多信息"的文字，在这部分，我更为详细地解释了前面故事里讨论过的疾病。

　　书中的注释是对"更多信息"的进一步补充，它对有愿望做更深入了解的读者会有帮助。

　　书中的各个章节是以患者碰到的各种疾病类型来分类的，每个章节含有一个或几个故事。读者可以通过目录查看。

　　病毒感染和细菌感染是儿科的主要问题。但是，很多人对这些致病微生物的概念模糊不清。所以我决定专门写一篇来讲讲这些问题，希望能让大家认识一下这个和我们朝夕相处，而我们又赖以生存的微生物世界。

　　除了上述故事，我也谈到了我个人认为很重要的一些问题，因为它们能阐明我的医学实践理念，所以我简要地探讨了自己的医疗文化和我的职业生涯。毫无疑问，我的工作方式必然会受这两种因素的影响。

有些话题几乎每次都会在门诊咨询的时候出现，这种日复一日的重复破坏了我精神生活的平衡。所以，"具有中国特色的问题"这个章节，是我为了给自己找回平衡而进行的某种形式的释放。我挑选了一些最为常见的主题，它们是：掉头发和缺钙、缺锌、维生素、欧米伽-3、发烧把脑子烧坏了和咳嗽咳出肺炎了等等。

之后，我就像一个在水边嬉戏的顽皮小孩，给大家头上滴上一滴题为"文化多样性"的小水滴。

在本书的结尾章节，我谈到了一些相对深入的问题，希望能和那些有兴趣的读者分享一些我的思考。

我提到了疾病预防的重要作用，疾病预防至关重要，但经常被忽视。

我们生活在一定的社会环境中，医疗问题会受到多种因素的制约和影响。我警醒大家注意一些对人们健康有负面影响的因素，我也提醒大家注意这些因素对医学界专业态度的负面影响。

我用一种相对轻松的语调，简要地说明了患者文化对医生行医的影响，尤其是对我的行医态度的影响。

我也把医学置于物种进化和众所周知的物竞天择机制的大背景里，我试图用儿童绘本的方式把这个概念说明白，并以此作为本书的结尾。

资料来源

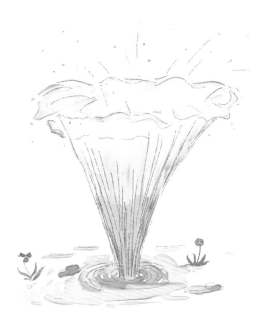

　　文中大部分的参考资料来源于英文文献，尤其是美国的文献。我这样做并不是刻意而为，而是因为英文文献更容易获取，而且种类丰富，信息来源可靠。

　　我在写注释的时候，经常参阅英文版维基百科。当写作主题允许的时候，也就是说，当我认为要解释的概念早已有明确的定义，不会引起争议，或者主题本身和疾病医疗没有直接关系，我就会选择维基百科英文版本上的信息。一般说来，英文版本比其他语言版本的信息更全面。

　　对于纯医疗主题、疾病及治疗，我参考的是医学专业教科书，大部分是儿科学，包括儿科医学概论，或儿科中的某一专门学科（如传染病学、胃肠病学、营养学、神经病学等）。大部分医学资料来源于儿科门诊和病房常用的一本教材，书名为《尼尔森儿科学》，详情请见"参考资料"。

书里面的 200 余幅插图是我本人绘制的。我开始并没有计划加入插图，因为自己不是科班出身，没有绘画的专业技能。但是有一次无意中画了几幅草图后，周围的人都觉得图画给里面的故事带来了不少生机。所以我就开始边学边画，更系统地加入插图。

我也发现插图的确有不少好处，一张插图往往比一大段文字陈述来得更有表达力。当然，我写作的时间并没有因此而减少。所以，现在您面前的这本书，有了图画的衬托，变得更加生机盎然一点了。

你知道吗：
我的小孩被啥感染了？

细菌还是病毒？

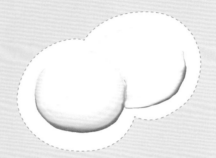

作为城里的儿科医生，我们主要忙两类病：病毒性疾病和细菌性疾病。打个形象的比方，病毒性疾病是填饱我们肚子的粮食，细菌性疾病是考验我们的试金石。细菌和病毒有相似的地方，因为它们都会引起发热（即发烧）。正是因为它们相似，所以用来对付细菌性疾病的抗生素会轻易地被滥用。

家长带孩子来门诊时，医生碰到最多的是病毒性疾病，可是那些难缠的、要被追击的敌人往往是细菌性疾病，因为细菌性疾病往往需要药物治疗，而病毒性则不然。因此，医生工作的很大一部分，就是要进行判断，眼前这个发烧的孩子得的是病毒性还是细菌性疾病。所以如果家长对细菌性疾病和病毒性疾病有所了解，会大大舒缓紧张情绪。

您可以先仔细阅读这一章，或者也可以先浏览一下，跳过这一章，看到具体的相关门诊故事时再回过来，以作参考。

病毒性疾病

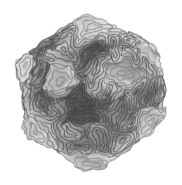

　　患病毒性疾病的孩子很少病得特别厉害，当然这也不是绝对的。小孩只有在碰到特别有攻击性的病毒时才会生重病，要不然，这种情况的出现往往和小孩身体免疫系统反应异常有关系。有些严重的病毒感染可以通过疫苗来得到有效的预防。

　　当我们接触了一种新病毒（所谓"新"，是指我们的身体没有对它产生免疫能力），或者没有接种过针对这种病毒的疫苗，我们就会被这种病毒感染生病。

　　病毒形体极其微小，平均值是细菌平均值的 1/10 左右，病毒不能进行自我繁殖，它必须借助其他细胞，例如人类细胞，甚至细菌，才能实现自我繁殖。病毒得先感染比它大的单细胞或多细胞后，寄生其中，才可以通过复制进行自我繁殖。

　　但是，病毒可以在物体表层、物体内，或者冰上存活一段时间，并且保持它的传染性。它们特殊的构造和它们的繁殖机制能让它们不受专门对付细菌的抗生素的影响。用抗生素来治疗病毒性疾病是无效的，那不但增加了正常细菌群耐药的风险，还可能让孩子白白服用了有潜在毒性的药物。

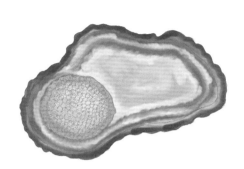

抗病毒药的确存在，但那仅仅用在特别的病毒感染的情况下。事实上，大部分病毒性疾病会在几天内自动痊愈（小孩子一般需要 15 天），绝大部分患者没有后遗症。

病毒很容易对抗病毒药产生耐药性。另一方面，也有些病毒性疾病会带来很严重的后果，特别是它会影响那些免疫系统本身就有问题的人，比如被艾滋病病毒（HIV）感染的人，因为 HIV 病毒在免疫系统的细胞里繁殖，病毒会破坏免疫系统。因为上述这些原因，我们尽量把抗病毒药留给某些特定的疾病。

以下是较为常见的病毒性疾病以及引发疾病的病毒：

● 感冒和病毒性咽炎（由多种病毒引起）；

● 麻疹；

● 风疹；

● 非热带地区的绝大多数儿童腹泻（大多数是由以下病毒引起的：轮状病毒、诺如病毒、腺病毒、肠道病毒）；

● 玫瑰疹（由人疱疹病毒 6 型和 7 型引起）；

● 腮腺炎；

● 传染性红斑又称第五病（由细小病毒 B19 引起）；

● 水痘（由水痘 – 带状疱疹病毒引起）；

● 疱疹性龈口炎（由单纯疱疹病毒引起）；

●疱疹性咽峡炎、手足口病，以及在中国炎热的夏季（6~8月）出现的一系列疾病（源自肠道病毒家庭的多种病毒），往往有以下症状：发热，咽喉肿痛，嘴周围和四肢出现疱疹，腹部疼痛，呕吐和腹泻；

●甲肝、乙肝、丙肝、丁肝、戊肝病毒，也是常见的病毒性肝炎元凶，有时病情会很严重，尤其是乙肝和丙肝；

●扁桃体发炎和单核细胞增多症（由EB病毒和巨细胞病毒引起）；

●流感（由流感病毒引起）；

●喉炎（由多种病毒，特别是副流感病毒引起）。

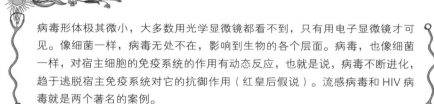

病毒形体极其微小，大多数用光学显微镜都看不到，只有用电子显微镜才可见。像细菌一样，病毒无处不在，影响到生物的各个层面。病毒，也像细菌一样，对宿主细胞的免疫系统的作用有动态反应，也就是说，病毒不断进化，趋于逃脱宿主免疫系统对它的抗御作用（红皇后假说）。流感病毒和HIV病毒就是两个著名的案例。

常见病毒性疾病、致病病毒和疫苗

疾病	致病病毒	疫苗
感冒	鼻病毒	没有
麻疹	麻疹病毒	有
风疹	风疹病毒	有
腮腺炎	腮腺炎病毒	有
水痘	水痘 - 带状疱疹病毒	有
腹泻（非热带地区）	轮状病毒、腺病毒、诺如病毒、肠道病毒等	轮状病毒：有
玫瑰疹	人疱疹病毒 6 型和 7 型	没有
传染性红斑（第五病）	细小病毒 B19	没有
疱疹性龈口炎	单纯疱疹病毒	没有
手足口病、疱疹性咽峡炎	多种肠道病毒，包括肠病毒 EV71 型	没有
病毒性肝炎	甲、乙、丙、丁、戊型肝类病毒	甲、乙型肝炎病毒：有
咽炎 / 有或没有单核细胞增多症的扁桃体炎	EB 病毒、巨细胞病毒、单纯疱疹病毒、腺病毒、肠道病毒等	没有
流感	流感病毒	有
喉炎	副流感病毒和其他病毒	没有

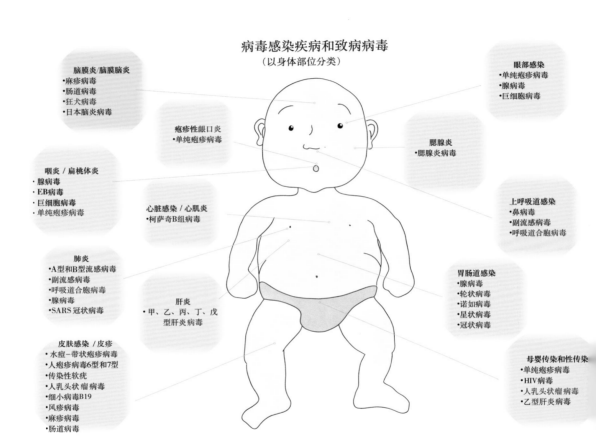

病毒感染疾病和致病病毒

（以身体部位分类）

脑膜炎/脑膜脑炎
•麻疹病毒
•肠道病毒
•狂犬病毒
•日本脑炎病毒

眼部感染
•单纯疱疹病毒
•腺病毒
•巨细胞病毒

疱疹性龈口炎
•单纯疱疹病毒

腮腺炎
•腮腺炎病毒

咽炎 / 扁桃体炎
•腺病毒
•EB病毒
•巨细胞病毒
•单纯疱疹病毒

心脏感染 / 心肌炎
•柯萨奇B组病毒

上呼吸道感染
•鼻病毒
•副流感病毒
•呼吸道合胞病毒

肺炎
•A型和B型流感病毒
•副流感病毒
•呼吸道合胞病毒
•腺病毒
•SARS冠状病毒

肝炎
•甲、乙、丙、丁、戊
型肝炎病毒

胃肠道感染
•腺病毒
•轮状病毒
•诺如病毒
•星状病毒
•冠状病毒

皮肤感染 / 皮疹
•水痘－带状疱疹病毒
•人疱疹病毒6型和7型
•传染性软疣
•人乳头状瘤病毒
•细小病毒B19
•风疹病毒
•麻疹病毒
•肠道病毒

母婴传染和性传染
•单纯疱疹病毒
•HIV病毒
•人乳头状瘤病毒
•乙型肝炎病毒

引自"维基共享资源"－ 病毒感染概述、经作者简化修改。
(http://en.wikipedia.org/wiki/File:Viral_infections_and_involved_species.png)

  孩子生病怎么办？

细菌性疾病

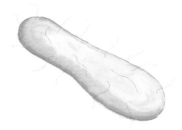

如果小孩到门诊来的时候整体状态不佳（也就是说正常活动明显减少），我们一般会先怀疑孩子是不是有细菌感染。同样，如果他没有病毒感染的典型体征（如流鼻涕及咳嗽等），我们也会去探究小孩是不是有细菌感染。

细菌

细菌是一种细胞，绝大部分细菌可以在光学显微镜下看到，尺寸约为病毒的 10 倍。不像病毒，细菌能独立存活。也就是说，它们能生产自己繁殖所必

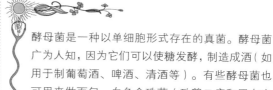

酵母菌是一种以单细胞形式存在的真菌。酵母菌广为人知，因为它们可以使糖发酵，制造成酒（如用于制葡萄酒、啤酒、清酒等）。有些酵母菌也可用来做面包。白色念珠菌（致鹅口疮和尿布皮炎的真菌）和酿酒酵母（用于家庭自制啤酒发酵）都是酵母菌。我们生存的环境中就有很多酵母菌，而且种类繁多。

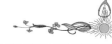

需的所有物质。细菌通过裂变成为两个单细胞进行繁殖。它同人类细胞不同，它的遗传物质不在细胞核里。

细菌和抗生素是针锋相对的有机体（我们应该把抗生素称为抗细菌素才对，这样可以避免人们误以为抗生素可以对抗病毒）。

别忘了，抗生素原本就是由酵母菌，以及细菌本身产生的天然物质。细菌、

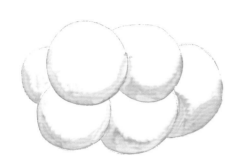

酵母菌生存于大自然中（病毒也是），经常为争夺相同的有机物质，为了养活自己而产生竞争。

因此，双方都有自己的战略，以捍卫自己、攻击竞争对手，赢得对自己有利的生存环境。一方产生对对方有毒的物质来抵抗（即抗生素），另

细菌是单细胞生物，是自然界中个体数量最多的生命形式。细菌被认为是地球上生命出现的最初形式，它无处不在。

细菌往往生存于某一特定的生态环境。它所生存环境的化学和物理特性会决定在那儿生长的细菌类型，也同样决定了哪种细菌不会在那儿生长。例如，皮肤和木头上会生长不同的细菌群落。在某一环境中常驻的细菌通常也会和这个环境一起进化，以至于我们可以说它们是这个环境不可分割的一部分。

细菌有天敌和竞争对手，它们限制别的细菌在自己的生存环境里扩张。细菌能够分泌有毒物质，让自己在某些情况下具有竞争优势。它们也有自然的抵抗力，来对付竞争对手分泌的有毒物质。真菌和细菌通常生活在相互竞争的环境中，在这种环境中，它们会碰到由真菌和细菌分泌的抗生素（如青霉素）。在某些情况下，细菌也会对这些抗生素产生耐药基因。

绝大多数细菌并不是天然的病原，它是人类健康和环境平衡必不可少的元素。

当我们使用抗生素时，我们让生活在我们周围（如生活在人体上及体内）的非致病性细菌面对相同的抗生素。抗生素会破坏这种非致病性菌群，或者使部分非致病性细菌对所用抗生素产生耐药性。一个人的正常菌群被破坏后，会让更多的非原始菌群得以生长，其中也有对抗生素有耐药性的细菌。这些新的细菌具有别的代谢特征，可能有致病性。使用抗生素破坏了原始菌群与我们之间的和谐共生关系。

一方也找到抵御攻击的方法（即产生耐药性）。因此自然而然，在自然界中有了抗生素以及针对它的耐药性。

当我们用某种抗生素来治疗疾病时，我们必须始终牢记，细菌天生具有自我保护的能力，也就是说，细菌能对抗生素产生耐药性。一些细菌有天然生成的耐药性，那我们应该知道抗生素对这种细菌不会有任何作用，而细菌会继续繁殖，使病人的病情朝不利的方向发展。

另一些细菌可能在一定条件下产生耐药性。细菌对抗生素产生耐药的条件是复杂的，但这可以用达尔文进化论来阐述，即只有那些能抵御抗生素的细菌才能存活。

细菌也会获得从别的细菌那儿传递来的耐药基因，或者反过来失去耐药基因（耐药优势作用减弱的时候），因为耐药基因本身对细菌自身也有损耗。

微生物组

从我们降临到人世的那一刻起，我们的身体就从我们的母体和周围环境中获得各种细菌和酵母菌等微生物。人有自己专有的微生物组，由各种微生物组成，人们越来越多地认识到微生物组对我们免疫系统的良好发展和代谢平衡起到了重要作用。

微生物组远不是人们想象的危险丛生的部队，现在人们认识到，保持身体的健康，有赖于这些微生物组。

细菌之间互相竞争，为的是获取有限的资源。它们的扩张被相邻居住的细菌所限制，它们都在争取扩大自

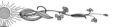

微生物组：每一个生物都携带有大量不同种类的微生物，并和它们共同生存。它们就是这个生物的微生物组。每种微生物都有自己特有的微生物群。每个人每天都与为自身细胞10余倍的微生物共存。这些共存的微生物被称为人类微生物组。皮肤、鼻、口腔、肠道及所有与外界环境有接触的身体表面都有不同的微生物组。这些大量的细菌与人类一起进化，同人体产生相互作用。它们是影响我们健康的元素之一。目前人类微生物组正在被广泛研究中，可参考人类微生物项目（http://commonfund.nih.gov/hmp/）。

己的生存空间，消耗可获得的资源，就像我们人类一样。

因此，如果一个细菌消失，它会被另一个取代。如果整个种群的细菌消失，它会迅速被另一个细菌种群取代。

当我们使用抗生素时，我们改变了细菌种群之间的平衡：我们消灭了对一种抗生素敏感的细菌，却扩大了对这种抗生素有耐药性的细菌的生存空间。

所以家长要慎重对待抗生素，因为它关系到孩子长期的身体健康。

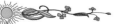

细菌耐药性：细菌对抗生素产生耐药性是指细菌避免药物对它产生效用的能力。细菌对抗生素产生耐药机制的成因可能不同，可能是基因突变，可能是从别的细菌处获得耐药性。

发生感染的时候，大量的同一菌株的细菌会出现。它们的细胞往往是从一个母细胞处分裂而来，大部分细胞会类似于原始细胞，具有包括细胞本身就有的耐药性或对某一特定的抗生素易感的特点。然而，经过许多代的细胞分裂，差异会出现（即发生突变）。有时，这些差异使其后分裂出来的某些细菌对某些抗生素产生耐药性。如果一种抗生素被置于细菌群落里，所有对这种抗生素易感的细菌都会被消灭，除了开始那些数目极小的、已产生耐药性的那部分。这些幸存的细菌将会在有抗生素的环境中裂变生长。而且由于之前对抗生素易感的细菌都被消灭了，它们有了更大的生存空间。

当细菌群被用上了各种不同的抗生素，新的、具有多重耐药性的菌株成长是迟早的事。

为了避免产生耐药性，最好不要使用抗生素，但是这往往不太可能。耐药基因往往消耗细菌的代谢机能。避免使用抗生素将有利于消除细菌群体的耐药基因。使用剂量不当（太低）的抗生素也会促成耐药菌株的出现。

抗生素耐药性在抗生素被广泛使用的地方（如医院）已经成为一个大问题。特别是越来越多的多重耐药和致病性微生物的出现，使耐药性更难以彻底根除。兽用抗生素的广泛使用也产生了同样的问题。更多信息请见世界卫生组织有关抗生素耐药性的网站：http://www.who.int/mediacentre/factsheets/fs194/en/

院内感染

我们知道有些细菌对人类有潜在的致病性，也就是说它们会让人生病。它们像别的细菌一样，会对抗生素产生耐药性。这些细菌的致病性，往往使它们容易成为抗生素的靶子。因而，人们很容易碰到一种既有致病性又有耐药性的细菌。糟糕的是，因为医院是严重的传染性疾病集中的地方，在医院里人们常常会碰到这种情况。这些细菌既具有攻击性，又常年暴露于抗生素之中，也就是说，它们对多种、有时对全部抗生素都产生了耐药性。这些对病人和健康人群都非常危险，临床医生对这些细菌感染真是头疼不已。

这种有耐药性的病菌从一些病人传到另一些病人，有时马上导致新的感染，使本来因病住院的病人雪上加霜——这就是所谓的"院内感染"或"医院感染"，有时它们并不马上致病，只是潜伏下来，可能在将来某个时刻择机致病。我们知道如果医院用很多抗生素，那么住院病人或医务工作人员自己就特别容易成为耐药性细菌携带者。

治疗前需要寻找病因或客观依据

医生在开抗生素的时候，他首先应该考虑到细菌的本性和特性，尤其是细菌能对抗生素产生耐药性的能力；其次还应该考虑到对身体健康有益的菌群的存在。所以医生应该：

- 理性地判断患者的疾病是不是细菌性疾病。
- 采取一切必要措施，尽可能地找出致病病菌。如果要开抗生素，必须特别注意这种病菌对所开抗生素的敏感性如何。
- 减少"附带损害"，尽量把治疗对共生菌群的影响降到最低。

实际操作起来，就是说医生要采取措施，寻找病因，或找出疾病存在的客观依据。

最理想的方法是做细菌培养[1]，这是最直接的方法；其次可用间接方法，就是找出具有某种细菌感染特征的客观依据。

使用直接方法，即做细菌培养的话，可包括：尿培养、血液培养、痰培养、脑脊液培养，以及感染部位的分泌物的培养（如耳液培养或者脓包液的培养）。

如果用间接方法，即查找某种细菌感染的特征，以下信息可以成为判断细菌性疾病的参考因素：肺部拍片子出现阴影；血液中白细胞数量异常升高；C反应蛋白（CRP）数值过高；疑似病菌的专有抗体出现；红肿的耳膜后有脓液等。

当然，我们要在出现临床症状的地方去寻找细菌：如在有痛感的地方，在咳嗽、头痛、腹痛处，在耳朵或背痛的地方等等。对细菌培养所报告的细菌，不应匆忙判断为本次感染的致病菌，必须结合相应的临床症状和病程演变，做出肯定、疑似甚至是否定的判断，从而做出相应的临床决策。

有时候，往往因为没有别的切实可行的办法来做培养（比如儿童的肺部出现阴影或者儿童有未穿孔的中耳炎），我们也接受间接方法，此时我们有"适当的理由"，相信我们选择了合适的抗生素。这些"适当的理由"是指医生知道身体的哪一部分最可能被哪种细菌感染，哪种细菌对哪种抗生素敏感。比如我们知道，一般来说，感染肺部的细菌和感染泌尿系统的细菌是不同的。所以医生治疗肺部感染和泌尿系统感染时用的抗生素往往是不一样的。

> C反应蛋白（CRP）是血液中的一种蛋白质，无论感染与否，只要血液里有炎症，C反应蛋白值就会增高。C反应蛋白的增加，并不能特别指向某种特定的疾病，就像血液中白细胞的数值没有特别指向一样，但我们可以结合其他临床的基本要素（病史和身体诊查），共同得出诊断结论。

----

① 见插图：找细菌：从取样品到鉴别

我们尽量通过做培养，或者通过细菌遗传物质的出现来找出细菌。我们也会做尿、血液、脑脊液等培养。我们通过寻找某些细菌的特异物质（抗原），几乎可以立即做出诊断，比如通过咽拭子（从咽部取分泌物作细菌培养）可以判断出 A 组链球菌咽炎。

日常工作中，我们尽可能做出精确的诊断，尽量用最少的方法（不管是细菌培养的直接方法，还是查找客观依据的间接方法），找到最适当的治疗方案。

我们通常会使用间接的客观依据进行"预诊"，也就是说在治疗前我们并不知道细菌名和它的耐药性，这种类似下注的方法被称为经验性治疗法——我们手头的信息，足以让我们在确认致病菌之前就开始治疗。因为直接做培养虽然好，却需要几天的时间才能得到结果。

但是有一点特别重要，医生必须记住：一旦给了抗生素，除非停止治疗，否则几乎不可能再做病菌培养了。

所以，如果可能，在用抗生素之前，医生应该预先在怀疑感染的地方取样做培养。一般不会没有采集样品的时间。我要提醒大家的是，不做培养，运气好的时候，医生可能会成功地消灭病菌。但是我们也有可能碰到部分或全部耐药的细菌，在这种情况下，病人不会得到有效的治疗，病情反而会变糟，此时我们就得重新用别的"经验性"抗生素来尝试，要不我们就必须停止治疗，以便重新做培养。运气好的话，这只给大家平添了不必要的担忧和麻烦，最糟的情况下，病人会有死亡的危险。

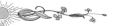

抗体是由免疫系统的 B 淋巴细胞和浆细胞所产生的免疫球蛋白。抗体由淋巴器官如淋巴结、脾脏、骨髓或和黏膜有关的淋巴组织产生。

抗原是相对于抗体的概念和物质，当某种物质被免疫系统识别为外来物，并能够刺激机体启动免疫应答，从而产生对应的抗体时，它即成为抗原了。

抗原可来自各处，有活性的或惰性的，包括细菌、病毒、寄生虫、蛋白质等等。

疫苗接种的原理就是把抗原（例如细菌或病毒的抗原）引入人体，并让它们与免疫系统接触，以刺激免疫系统对抗原做出反应，产生专门的抗体，从而防止该病毒或该细菌的入侵。

找细菌：从取样品到鉴别 1

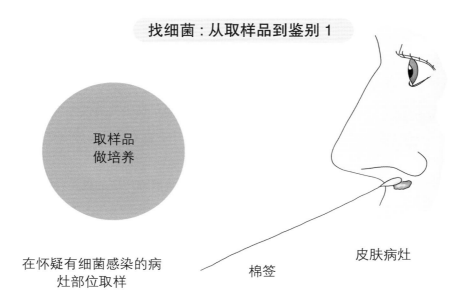

取样品
做培养

棉签

皮肤病灶

在怀疑有细菌感染的病
灶部位取样

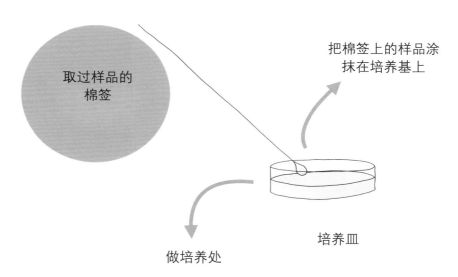

取过样品的
棉签

把棉签上的样品涂
抹在培养基上

做培养处

培养皿

把取样后的棉签在培养皿里涂抹开（这里是固体培养基，做血培养时是液体培养基）。然后等待样品里的细菌生长繁殖。

  孩子生病怎么办？

找细菌：从取样品到鉴别 2

细菌在培养基上生长

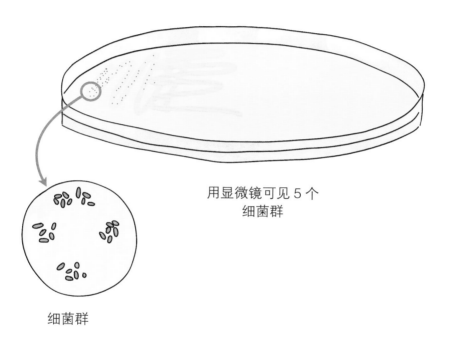

用显微镜可见 5 个
细菌群

细菌群

定期观察培养皿，看是否有细菌生长。如果样品上有细菌，细菌会繁殖，形成肉眼可识别的细菌群。之后可以认定该细菌。

找细菌：从取样品到鉴别 3

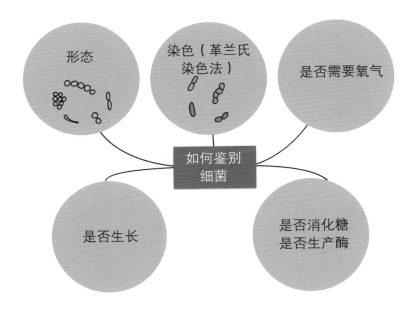

要识别培养的细菌，要先对它们的特点进行分析。在显微镜下观察它们的形态、它们被染色后的颜色反应、它们是否需要氧气来生长，以及它们需要的培养基种类和生化特性。

找细菌：从取样品到鉴别 4

鉴别细菌对抗生素的耐
药性和敏感性

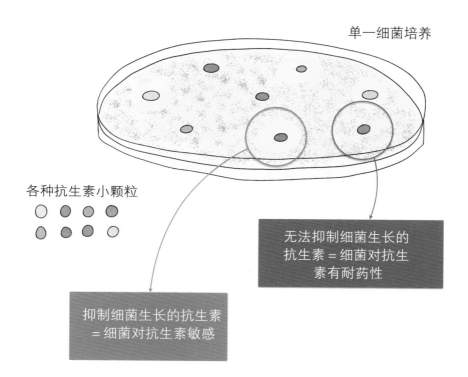

单一细菌培养

各种抗生素小颗粒

无法抑制细菌生长的
抗生素＝细菌对抗生
素有耐药性

抑制细菌生长的抗生素
＝细菌对抗生素敏感

　　我们对初次培养的细菌再进行单一细菌培养，以确定细菌对不同抗生素的敏感性。各种抗生素小颗粒被分散置放在培养基里。如果细菌对某抗生素敏感，它的生长就会受到抑制，在该抗生素周围形成一圈没有细菌生长的地带。

常见细菌性疾病、可能致病细菌和疫苗

疾病	致病细菌	疫苗
急性中耳炎，上颌窦炎，筛窦炎	肺炎链球菌、流感嗜血杆菌、卡它莫拉杆菌	有针对肺炎链球菌和B型流感嗜血杆菌的某些菌株
细菌性脑膜炎	肺炎链球菌、B型流感嗜血杆菌、脑膜炎奈瑟菌（脑膜炎双球菌A型，B型，C型，W型，Y型）、大肠埃希氏菌、B组链球菌（GBS）等	同上，有针对脑膜炎双球菌，A型，C型，W型，Y型
扁桃体炎	化脓性链球菌（即A组链球菌）	没有
肺炎	肺炎链球菌、肺炎支原体、流感嗜血杆菌等	有针对肺炎链球菌和流感嗜血杆菌的某些菌株
尿路感染	大肠埃希氏菌、奇异变形杆菌等	没有
脓疱疮（皮肤感染）	化脓性链球菌，金黄色葡萄球菌	没有
细菌性腹泻	沙门氏菌，志贺氏菌，大肠杆菌等	只有针对伤寒沙门氏菌的伤寒疫苗
百日咳	百日咳杆菌	有
白喉	白喉棒状杆菌	有
结核	结核分枝杆菌	有卡介苗，是针对儿童的结核菌脑膜炎和粟粒性结核的疫苗

 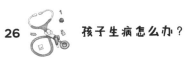 **孩子生病怎么办？**

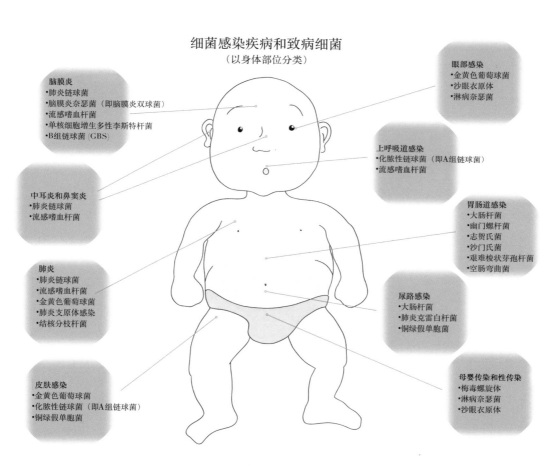

细菌感染疾病和致病细菌
（以身体部位分类）

眼部感染
·金黄色葡萄球菌
·沙眼衣原体
·淋病奈瑟菌

脑膜炎
·肺炎链球菌
·脑膜炎奈瑟菌（即脑膜炎双球菌）
·流感嗜血杆菌
·单核细胞增生多性李斯特杆菌
·B组链球菌（GBS）

上呼吸道感染
·化脓性链球菌（即A组链球菌）
·流感嗜血杆菌

中耳炎和鼻窦炎
·肺炎链球菌
·流感嗜血杆菌

胃肠道感染
·大肠杆菌
·幽门螺杆菌
·志贺氏菌
·沙门氏菌
·艰难梭状芽孢杆菌
·空肠弯曲菌

肺炎
·肺炎链球菌
·流感嗜血杆菌
·金黄色葡萄球菌
·肺炎支原体感染
·结核分枝杆菌

尿路感染
·大肠杆菌
·肺炎克雷白杆菌
·铜绿假单胞菌

皮肤感染
·金黄色葡萄球菌
·化脓性链球菌（即A组链球菌）
·铜绿假单胞菌

母婴传染和性传染
·梅毒螺旋体
·淋病奈瑟菌
·沙眼衣原体

引自"维基共享资源" - 细菌感染概述，经作者简化修改。
http://commons.wikimedia.org/wiki/File:Bacterial_infections_and_involved_species.png

那医生,
您的患者准备好了!

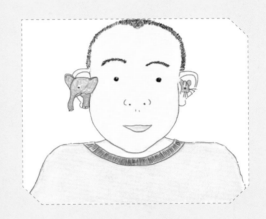

　　脚步声近了，在门后停了下来。听到短促的敲门声，我懒懒地说了声：“请进。”

　　反正说和不说都一样，护士已经走到我面前了。她穿着蓝色的护士服，用英文说：“那医生，您的患者好了。”（所谓“患者好了”是指护士的准备工作已就绪，测量病人血压、体温、体重、身高等。）

　　令我惊奇的是，她今天的英文比平常清楚多了，我好奇地使劲看了她几眼：她的嘴角蓝乎乎的一片。疱疹？上个星期她的牙痛发作来着，真不知道她可怜的嘴巴怎么了。

　　我像机器人发声一样，用中文说了句“来了”，心想哪天我要提醒她跟我说中文，不用非得费力说英文，反正那也不是我的母语。

　　她出去了，又没关门，我能听到候诊室里同事们柔和的谈话声，夹杂着高低不齐持续不断的杂声。

　　行了，我得去诊疗室了。病人在等我。

和呼吸道有关的问题

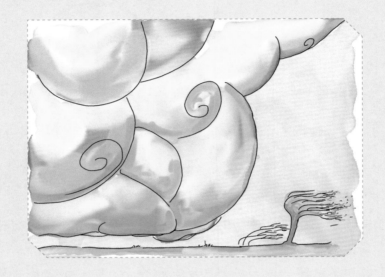

　　小孩的上呼吸道感染起因大都是病毒性的，通常为良性，一般都会自行痊愈。

　　但是，因为上呼吸道感染而给病人开抗生素的情况十分常见。有些处方是对的，但是很多开出的抗生素都是没有作用的，尤其是针对嗓子红肿疼痛的。

　　这些没有作用的抗生素不但要患者掏钱包，会产生短期或长期的副作用，而且会在人群中产生耐药性，还会掩盖还没被确诊的感染。

　　在这一章节，我试着通过不同的门诊案例，让大家看看在面对和呼吸道有关的疾病时，怎样避免滥用抗生素。

米盖尔感冒了：流鼻涕、咳嗽、嗓子疼

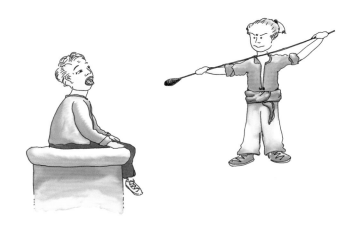

　　我推了一下诊疗室微开的门，取了门上口袋里的病历，这时一声火热的英文"你好吗？"扑面而来。在我对面，站着一位满脸堆笑的妈妈，很明显，这位妈妈并没期待我回答什么。是，我很好，谢谢。我们认识吗？我心想，试图挤出一个微笑，同时尽量掩盖我的思绪，这时我嘴里冒出："你好，我是那医生。这位是（一边看着病历上的名字），米盖尔对吧？"

　　我始终没能习惯大西洋彼岸这种说你好的方式，第一次见面就好像是认识了几百年的老朋友似的，所以我一大早就得尽量掩盖我这一性格缺陷。

　　这位妈妈身边站着我的小患者，一个六七岁的金发碧眼、弱弱的小男孩，他滑坐在椅子上，不停地抽着鼻子。

　　"对，是米盖尔。他7岁了，昨天晚上，他开始发烧。他咳得也很厉害，已经咳了4天了。有的时候咳得都吐了。昨天半夜，他把晚餐全吐了，弄得床上到处都是，我们都没睡成。他不停地咳嗽，把所有人都吵醒了，医生，我们该怎么办？"

"你哪里疼吗？米盖尔？"我打断了语速飞快的妈妈，转向我的小患者米盖尔，他清了清嗓子，弱声说道："是的，我的嗓子痛。"

"就是，他咳得嗓子都没声了。医生，我不知道是不是链球菌在作怪。他姐姐3天前出现过一样的情况，她现在在用抗生素。那位看她的医生说是链球菌闹的。因为米盖尔现在发烧，我想知道他是不是需要用抗生素。"

唉，现在又来了链球菌的问题。我得把这位妈妈的机关枪嘴关上："好，我们来看看。"

"你到诊查台上来好吗，米盖尔？"他看了看他妈妈，犹豫了一下。"去吧，米盖尔，医生等你呢。"在妈妈的帮助下，米盖尔脱掉了外衣，轻松地爬上了诊查台。小家伙没什么病，看着他敏捷的样子，我心想。

"我们看看你的嗓子吧？"我同时从墙上取下耳镜，"张大嘴。"他嗓子深处黏膜的颜色是近乎正常的粉色。米盖尔狠狠地抽了一下鼻子，吸回去从鼻孔里爬出的绿虫。

"现在是耳朵。"我没征求他的意见，把他的右耳轻轻拉了过来，把耳镜放了进去，然后又看了左耳。两个耳膜都是粉色的，亮闪闪的，是感冒时常见的情况。

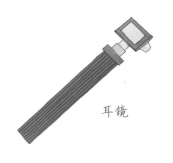

耳镜

"现在我们把衣服拉上来听听肺，用嘴深深地吸口气，对！"

"他的肺完全正常。"我说，一边把听诊器折起来。

"完全正常？"

"对，对，完全正常，像万里无云的天空一样！"

"啊，太好了。我担心他有支气管炎。您知道，他咳得相当厉害！"

"他的耳膜有点粉红，嗓子也是粉红色的，又流鼻涕，他是感冒了，也就是说他患了病毒引起的上呼吸道感染，过段时间会自己好。"

"所以不是链球菌？"

"不是，是感冒，用医生的话说，是鼻咽炎。"

"可他姐姐因为链球菌性喉炎在吃抗生素啊！"

"啊，姐姐的情况我不了解，但是米盖尔得的是感冒。他们有没有给姐姐用咽拭子取样？"

"我不知道。她是和她爸爸一起去看的医生，应该没有。医生说是扁桃体发炎，得吃抗生素。他们还给她抽了血，说是血液里有炎症了，是细菌性感染。"

炎症（即"发炎"）：常用于描述身体某一部位免疫系统的激活，以及伴随而来的血液和组织代谢的变化。炎症产生的原因有很多，包括感染。但炎症不是感染的同义词，某些炎症的产生和感染没有关系，炎症的症状可能表现在皮肤上或喉咙里，有发红、发热、肿胀和疼痛出现，这是因为被激活的白细胞引起了血管通透性的变化。炎症的表现（如白细胞数目的增加）也可能出现在血液、尿液、脑脊液或身体的其他部分。身体某处存在炎症表示有情况，但通常并不能说明炎症的起因：它仅仅是最初的一个信号，提示我们去寻求特定的答案。举个例子，喉咙发红表示有炎症，但它的原因可能是病毒感染，也可能是细菌感染。同理，血液里有大量白细胞，并不绝对就是细菌感染的信号。

"她姐姐是不是也流鼻涕？"

"对，对，像他一样，她是先病的。"

我经历过不少这样的经典场面：两个孩子都生病了，都感冒了。第一个去看某位医生，医生也没查是不是细菌性感染就开了抗生素。然后，我，第二个医生，得从头到尾全部解释，并且得说明为什么我认为没有必要用抗生素。

"如果您愿意的话，我们可以用咽拭子，就是用棉签样的东西蹭一下他的扁桃体取样。然后用它做 A 组链球菌快速抗原检测，如果结果是阳性，就是说我们找到了链球菌，就可以开始治疗。如果结果是阴性，我们也不能肯定就没有问题，因为快速检测有时候会有假阴性，那我们得做培养才能确定真假，但是培养的结果需要等一两天后才能出来。"

"好，我更想用咽拭子。您知道，他姐姐在吃抗生素呢。"

"对，我完全理解，没问题。"

小米盖尔，他还不能完全理解我们的对话，他开始用焦虑的眼神看着我们。尤其是当他看到我拿出两根长长的管子，里面还有两根同样长的棉签。

"米盖尔，你得把嘴巴张大，我得用这两根棉签去你嗓子里挠一下……不疼的啊。"

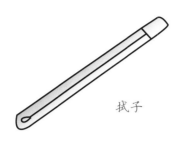

拭子

米盖尔和妈妈互相看了一眼，妈妈说："没事，不疼的，医生说了。" 当然，米盖尔可没有他妈妈那么坦然，他虽然只有 7 岁，可他知道得很清楚，两根长棉签挠到嗓子里，肯定也舒服不到哪里去！何况他嗓子本来就疼，挠一下后他的嗓子肯定会更不好受，谁知道会不会吐呢。真是的，什么好主意呀！

我假装作耐心沉思状，让两根拭子"宝刀"出鞘。这时米盖尔突然下定了决心， 张开大嘴， 敞开胸怀。我没有犹豫，接受了邀请，"宝刀"直向呈现在眼前的扁桃体。米盖尔猜对了，一阵恶心，咳嗽，脸皱成一团，哭声紧跟而来。孩子不舒服，妈妈满意了。我感觉自己像个斗牛士，完成了最后一击。

我把咽拭子给了护士，米盖尔慢慢恢复过来。我给妈妈解释如果咽拭子快速检测是阴性的，我们就不会采取任何治疗措施，因为到目前为止没有发现细菌感染。我们只需要给他止痛药，如对乙酰氨基酚（即扑热息痛），或布洛芬，它们也是退烧药，或者给些止咳药，最重要的是要好好清洁鼻子。如果培养的结果是 A 组链球菌阳性，到时我们可以再用抗生素治疗。

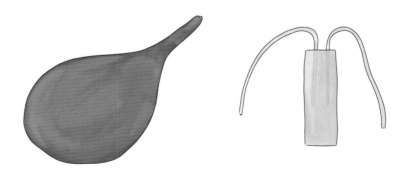

婴幼儿因年幼必须得用鼻子呼吸，又不能自己擤鼻涕，这时我们可以在鼻孔里滴几滴生理盐水，然后用小管子或梨形器具吸出。

他可能在 72 小时内会发高烧，也就是说温度在 38.5℃以上。假如这种高烧持续超过 72 小时，那应该再回来看医生。综合起来看，米盖尔是得了感冒，或者说是种小孩中常见的病毒性呼吸道疾病，所以我认为他接下来的情况不会变严重。万一他状况不好（不想玩，不想吃，软弱无力），他得再来看医生。

感冒一般会持续 10 到 15 天，然后自行痊愈。

15 天？

是，15 天。大家都认为感冒只有 3 天，可是孩子们的咳嗽和鼻塞往往持续 15 天左右。

身穿白大褂，扮演医生角色的我，每天早上得念很多遍"病毒经"。这可不是那些感冒患者的错。多亏了他们，我才能受惠于病毒性呼吸道疾病，从而维持我的生计。

问题在于：就算病人最后明白了，多等几天就用不着看医生了，总还会有人来听我念"病毒经"。大家总有无尽的担心，你看，从鼻子到声门，长路漫漫，还有咳嗽咳出让人着急的悾悾声！会不会已经太晚了？"邪气"是否已经到了支气管，或者肺里？赶快去看医生吧①！

十几分钟后，咽拭子快速检测结果出来了，是阴性的，没有链球菌，不用抗生素，不用抽血。

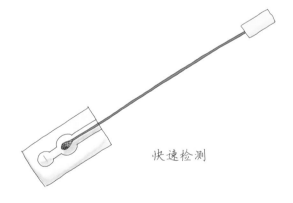

快速检测

---

① 见：咳嗽咳出肺炎？

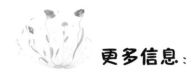 **更多信息：**

（鼻）咽炎

一个人得了咽炎的时候，咽部红、痛，扁桃体上有时有黄白色渗出物。患者有可能发热及流涕。

咽炎大都由病毒引起，有时细菌也会导致咽炎。最常见的咽炎细菌是化脓链球菌，也叫作 A 组链球菌 (GAS)。

病毒性咽炎患者，往往会流鼻涕，所以该病常被称为（鼻）咽炎，患者通常会自行痊愈。

问题的关键在于，得知道患者碰到的是不是由 A 组链球菌引起的咽炎。

4 岁以下的儿童很少患 A 组链球菌咽炎。如果鼻腔内有分泌物，那一般来说是病毒感染，患 A 组链球菌咽炎的可能性就降低了。

一个人得了咽炎，几乎只在一种情况下需要用抗生素，那就是在出现了 A 组链球菌的时候，因为 A 组链球菌可能会导致风湿热，而风湿热在未来有可能导致风湿性心脏病（它是导致心脏衰竭的重要原因）。决定是否用抗生素，医生需要通过咽拭子做实验室测试。

用拭子去扁桃体和喉咙后部轻擦取样，检测是否存在细菌或病毒。这样做主要是为了检测有没有 A 组链球菌，然后决定是否使用抗生素，这样可以避免在不需要的时候白用了抗生素。

用同样的方法我们可以找到流感病毒或腺病毒。在有些实验室里我们也可以通过咽拭子来做病毒培养。

要找 A 组链球菌，我们要同时用两个拭子在喉部采集。我们用其中的一个做快速测试，几分钟之内就可以告诉我们喉咙里是否有 A 组链球菌。

如果测试结果为阳性，即找到了 A 组链球菌，那就得给患者用抗生素。这样做的原因是，快速测试阳性结果可以让医生在病人看门诊的时候就开出抗生素。

但是快速检测并不是百分之百敏感，也就是说有可能错过真正的细菌感染。

如果测试结果是阴性，我们可以用第二个咽拭子做 A 组链球菌培养，最理想的情况是等培养结果出来后再看是否开抗生素。培养的结果在 24~48 小时后出来。如果结果是阳性，就用抗生素治疗；如果结果是阴性，需要对患者进行观察，可基本推断为某种病毒感染。一般来说，在培养结果出来后再用抗生素治疗也没什么危险。

在检测出了 A 组链球菌阳性、用了抗生素后，病人得按处方服用抗生素，完成整个周期，各种抗生素服用时间长短各有不同，但是一般为 10 天左右。

小雨发烧了、咳嗽、流鼻涕

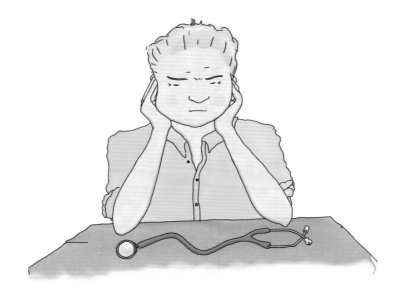

看到人潮汹涌而来，我忙走出诊室，去找椅子，我想让大家都坐下来，可以放松地交谈。我至少得加一把椅子，两把就更好了。

我一回来，就听到了"不用，不用"的声音，大家看着我在诊室狭小的空间里加放椅子。这个狭窄的几平方米的诊室里，站着刚进来的三女一男。其中的一位女士抱着一个哭叫的女孩，她正试着让小姑娘安静下来，哄着孩子朝门口走去，像是要满足她脱离诊室这个苦海的愿望。

我试着穿过众人走到我的桌边，我也希望他们能看中我找来的椅子，能坐下来。我提示他们可以放松地坐下来，可没人听我的，倒是两位女士围拢了过来，包括手里抱着孩子的那位，孩子的情绪还是不好。其中一位年轻女士开始把小雨介绍给我，抱着小雨的那位女士，则把她送到了我面前。小雨，虽然还不到两岁，却不是第一次看医生了，她狮吼似的把手伸向门口。

　　所有的人都站着，除了我。我仰视着这出话剧，忍着不让人看出我的疲乏。

　　哎，得让他们安静下来才能看小雨的问题在哪儿呀。很明显，我面前的这些人是小女孩、她年轻的母亲、她家的阿姨、小女孩的爷爷和奶奶。他们全体出动，来见证一场需要动用非凡智力和神经的医疗诊查，这个世界的中心是这个生命力旺盛的不到两岁的小姑娘，而小姑娘很有可能只是一大早开始流鼻涕、发烧了而已。

　　当然，小雨不是寻常人家的孩子，我们从跟随而来的一班人马就能看出来。她是一个"小魔王"，脸红彤彤的，泪流满面，小脚不停地踢在可怜的阿姨的肚子上。当然，阿姨不能表露出她的真实想法，更不能把她给扔在地上。

　　站在一旁的妈妈没有一点要向女儿表达母爱的意愿，她大概不想弄脏了她的紫色

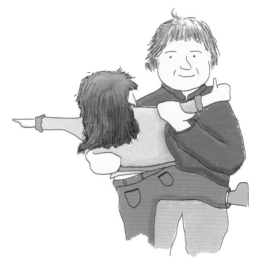

Juicy 裤子，何况她的手臂上还挂着路易威登包，可不能让孩子挡住了她漂亮的名牌包。行了，这些都点到为止。

　　所以我再次邀请大家，并坚持让大家入座。"为了孩子好，请坐，请坐！"骤然间，四位大人的入座给刚刚窘迫的空间让出了一点文明的距离。

　　连小雨也简短地停止了她的抽泣，连她也感觉到她的随从们体态放松了下来。大家都露出了顺从的笑脸（不，小雨没有，她还在抽噎着）。

　　这时妈妈开始讲小雨的病情了，我提醒她我得记录一下，得先拿一下病历，然后开始。

　　"小雨多大了？"

"23 个月零 12 天。" 奶奶说。

"14 天。" 妈妈纠正了一句。

"那，请你们告诉我是什么情况？"

就在这时，小雨的鼾声响了起来，妈妈继续她的讲述。

"小雨已经咳嗽 3 天了。可是昨晚，半夜 1 点钟，我们发现她很烫，一看，她发烧了！ 39.2℃。我们给她吃了布洛芬，很快她就睡着了。哎，对了，她出了很多汗。早上 5 点多，她又在床上叫了起来，我们给她吃了对乙酰氨基酚。但是退烧药不管用，她后来又发烧了，我们都很着急。她还咳嗽，我们担心发烧会烧到支气管，烧出肺炎来[1]。没想到，早上起来她玩得挺开心，像没事儿似的。

布洛芬（ibuprofen）：是退烧和止痛药物。它具有抗炎特性。它可以作为对乙酰氨基酚（扑热息痛）的补充药物使用——布洛芬的代谢是通过肾脏来进行的，而对乙酰氨基酚则是通过肝脏。

对乙酰氨基酚或扑热息痛（paracetamol 或 acetaminophen）：是退烧和止痛药物，它不具有抗炎的特性。它可以用作布洛芬的补充药物，它由肝脏代谢，而不是像布洛芬那样由肾来代谢。

过量使用对乙酰氨基酚可对肝脏毒性极大，所以使用时不超过每日最大剂量非常重要。请仔细阅读用药说明书。

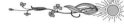

可是她之前发了烧的呀，能这么玩肯定不正常，她生病了呀！所以我们很担心，就来看医生，想搞明白是怎么回事。最重要的是看看她是不是得了肺炎。因为她得过一次肺炎，打过 3 天的头孢……"

"嗯，好的，说完了吗？" 我心说。奶奶这时加了句："我们担心，咳嗽会咳出肺炎。"

没错，小雨"独一无二"的故事我只听了一半。可是，为了一个感冒！不至于啊！

———————

① 见：咳嗽咳出肺炎？

这是我脑子里的小人在自言自语。我这个人，每天都得和无聊乏味的感冒进行战斗！每天，为了战胜和感冒斗争的枯燥，我得自我调控好半天。坦率地说，你想我能有兴趣每天无数次听人唠叨半夜几点几分几秒发的烧？你想我可能为小家伙早上正常的活动"不正常"地担心吗，如果她躺在床

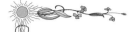

头孢克肟：是一种抗生素，是第三代口服头孢菌素。它对很多种类的细菌都有良好的抗菌活性，是一种广谱抗生素。细菌对现有抗生素的耐药性日益增强，威胁到这些抗生素的有效性。大多数时候，我们没有必要使用这种类型的广谱抗生素来治疗儿童轻度细菌性呼吸道疾病。这对治疗病毒性疾病更没有任何意义！

上不动，是不是就该少担心些？我把这些"不良"思绪好好地掩饰起来，对自己说："哎，这些可怜的人儿来看医生，不就是因为他们担心嘛，何况他们还破费了不少呢。"

虽然厌烦看感冒，厌烦看 Juicy 服装，但是我当然不能让这些情绪左右我的行医质量。正是因为有了数不清的小雨和数不清的感冒，我才有我每天香喷喷的大米和面包啊。

更何况，我知道，他们会从我这儿学会怎么对付他们的敌人，我的面包大米——上呼吸道感染[①]！

我猜，对这家人来说，他们可能是头一遭在看医生的时候被邀请坐下来（这是他们第一次来我所在的这家国际医院看病）。他们通常见到的情况是，医生坐定在诊室里，头一抬，问几句，然后在父母加速描述症状的时候草书两个字：验血。

那位医生，像我一样，完全没有兴趣听那些细枝末节。但和我的情况不同的是，在他能坐在自家客厅里，听自己太太唠叨，听自己小孩哭叫之前，他还得听上百次同样的故事。每三分钟就得看一个病人的他，可没心情去听那些没用的描述，不过他也没有时间去看真正的疾病。

———————————

① 见：上呼吸道感染

我让大家入座，也是为了我自己的精神健康。那些初次来看我的病人，往往习惯了北京繁忙如公共汽车站的公共医院，突然被医生邀请放松地坐下来，可能也会感到怪怪的。

我继续询问病情，于是过去的 24 小时分秒扑来，天知道这位时间富足的医生想知道什么，那就往详细里说呗。各种词汇喷薄而出，详尽描绘着点点滴滴。我完全没有话语权，至少在这洋洋洒洒的演说结束以前——于我，乏味无比；于她，如数家珍。

然后呢？我开始从这些信息汪洋里搜寻有用的东西。

"她咳嗽多久了？"

"3 天，但是上个月她也咳了，有 10 天吧，然后好些，3 天前又开始了。"

"她什么时候开始流鼻涕的？"

"哦，这个啊，有几个星期了，好像她总是流鼻涕。"

"哦，好，那最近有没有一段时间好些，然后又糟些呢？"

"对，对，星期六开始，她又流鼻涕了，然后又开始咳嗽。"

"所以，她又开始流鼻涕，有 5 天了，对吧？"

"对，对 。"

"那发烧呢？"

"昨天夜里 1 点钟，阿姨发现她烧得厉害。"

"你们告诉我她早上自己玩了，她吃得还好吗？"

"是，吃得挺好的，就是这点挺怪的，烧一退，她就和平常一样了。她吃得比平常稍微少些。"

"她呼吸正常？"

"她的鼻子堵了，晚上睡觉有些影响。"

"好，她呼吸有没有问题？"

"啊，那倒没有。"

"那之前也没有呼吸的问题吧，有没有得过哮喘①？"

---

① 见：支气管痉挛、气道高反应性和哮喘

"没有没有,她其他都很好。"

我飞快地记下这些回答（咳嗽流鼻涕四五天,发烧,退烧后精神好,食欲略有影响,能自己玩）,然后我提议检查一下小雨。我知道这会是一项军事冒险。她睡着了,到我提议检查她的时候她还在睡。这时,阿姨已经站了起来,要把小雨送到我面前。小

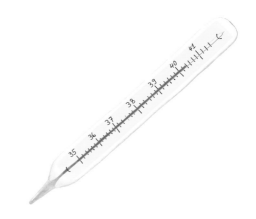

雨惊了一下,把头朝危险起源地——我这儿转过来,然后赶紧抓住阿姨的衣服,叫喊着:"不要!不要!"我快步上前和阿姨解释,让她不要动,我只要在她的腿上检查小雨就行了,这样小雨也感觉安全些。阿姨有些不知所措地微笑了一下。这时妈妈一定是收到了一个紧急的短信,一心在忙她的手机。奶奶和阿姨一个劲儿地对我重复着:"坐,坐!"爷爷一言不发。检查的节奏是短平快,我确认了我起初的判断没有错:小雨感冒了。感冒也被称为上呼吸道感染。

我给他们解释为什么退烧的时候会出汗,因为我们的身体决定要降低体温,把它调节到37℃,就像做了运动以后体温增高,全身会出汗来帮助降温一样。为了发散多余的热量,身体就会出汗。

我也解释了为什么用了退烧药后又发烧了,那是因为退烧药只是对发烧这一症状有效,但它并不能治疗造成发烧症状的疾病本身。用过退烧药几个小时以后,它在血液里的效用消失了,人就又会发烧。疾病在好转的过程中,才会完全退烧。

带着一点困乏,同时期待着即将到来的解放,我综述了一下小雨的病史、病情分析,然后自豪地宣布了医疗诊断结果:小雨感冒了,也就是说她得了上呼吸道感染。

我告诉他们得做什么,尤其是不要做什么,比如不要吃抗生素。

接下来的情况大体会这样发展下去:小雨有可能会咳嗽15天左右,会发

烧 3 天，38.5℃以上。如果她的日常活动比平常有规律地减少，或者，如果高烧 72 小时后还不退的话，就得再来看医生。

如果她吃得比平常少，应该让她少食多餐；要用生理盐水清洁鼻子，保持鼻腔通畅；如果晚上咳嗽得很厉害，影响睡眠，

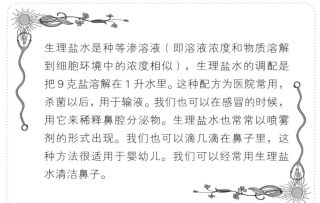

生理盐水是种等渗溶液（即溶液浓度和物质溶解到细胞环境中的浓度相似），生理盐水的调配是把 9 克盐溶解在 1 升水里。这种配方为医院常用，杀菌以后，用于输液。我们也可以在感冒的时候，用它来稀释鼻腔分泌物。生理盐水也常常以喷雾剂的形式出现。我们也可以滴几滴在鼻子里，这种方法很适用于婴幼儿。我们可以经常用生理盐水清洁鼻子。

可以用止咳药缓解一下，但要注意两岁以下儿童不推荐使用止咳药（美国药监局建议两岁以下儿童不要使用感冒药和止咳药）；发烧的话，用对乙酰氨基酚或布洛芬来退烧就可以。

这时奶奶说："不好意思……"打断了我的话。"医生，不用抗生素吗？用抗生素不是可以让她快些好？"

我重复说不用，这是病毒感染，抗生素是针对细菌感染的，对病毒感染没有作用。奶奶继续解释道，小雨咳得很厉害，她担心会咳出肺炎。我又解释说咳嗽不会导致肺炎[1]，可肺炎的确会引发长期咳嗽。咳嗽是后果，咳嗽不是原因。现在的情况是孩子感冒了。没有什么方法可以减少感冒或上呼吸道病毒感染持续的时间。奶奶看着我，嘴角微翘，听着我重复这些字句。我们都知道，在这件事上，我们没法达成共识。

最后我问大家是否都清楚了，我做出要起

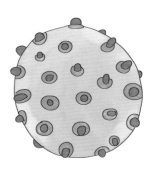

病毒

----

① 见：咳嗽咳出肺炎？

身状，就像舞台表演结束、灯光亮起一样。这时奶奶一边收拾东西，一边问："病真的会自己好，真的不需要抗生素？"

这时年轻的妈妈插话了："不用了，妈！说了是感冒！"小雨也加了句："走了！走了！"

这可不正是我要说的话吗？

小孩的病毒性呼吸道感染 1

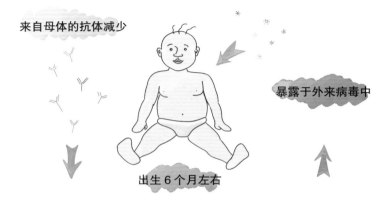

来自母体的抗体减少

暴露于外来病毒中

出生 6 个月左右

　　出生 6 个月左右，婴儿血液中来自母体的抗体开始消失，小孩面临着多种病毒，小孩子遭遇到每一种新的病毒都有可能让他们生病，同时他们自身将积极发展出免疫力。

小孩的病毒性呼吸道感染 2

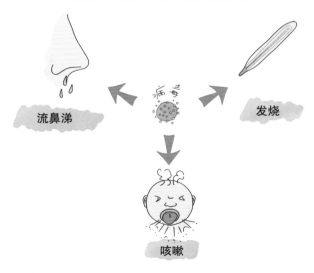

流鼻涕

病毒

发烧

咳嗽

　　遭遇病毒性感染时，最常见的体征是咳嗽、发烧、流鼻涕，但也有其他体征，如眼睛发红。

小孩的病毒性呼吸道感染 3

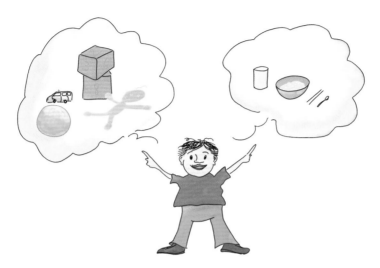

　　小孩有轻度不适，并且容易发脾气，但病毒性疾病对他们的日常活动没有严重的影响，他们能吃能玩，特别是用对乙酰氨基酚或布洛芬给他们降温以后。如果孩子不愿玩耍或看起来病得越来越厉害，就必须要看医生。

小孩的病毒性呼吸道感染 4

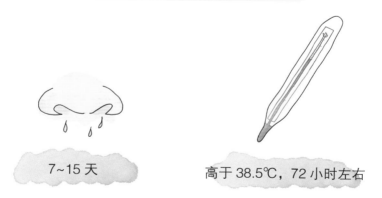

7~15 天　　　　　　　　高于 38.5℃，72 小时左右

　　发烧一般持续 72 小时左右，疾病在 15 天左右痊愈。

更多信息：

上呼吸道感染（感冒）

感冒（即病毒性鼻炎）的特点是鼻塞和流鼻涕，但也可能有一些其他的症状和体征。

感冒是由多种类型的病毒引起的：鼻病毒、冠状病毒、偏肺病毒、流感病毒、副流感病毒、呼吸道合胞病毒、腺病毒、肠道病毒等。

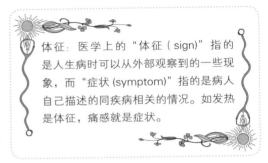

体征：医学上的"体征（sign）"指的是人生病时可以从外部观察到的一些现象，而"症状（symptom）"指的是病人自己描述的同疾病相关的情况。如发热是体征，痛感就是症状。

感冒多发生在温带地区，尤其多发于较凉的月份，特别是秋季和春季。幼儿每年感冒可多达 12 次。

参与集体生活较多的小孩，比如上托儿所、幼儿园的孩子，感冒次数更多。

感冒频发的原因，一方面是由于活跃病毒的数量多，另一方面是因为病毒的逃避机制往往会限制免疫系统在感染过程中做出反应。这样的结果就是在许多次感染后，孩子才逐渐获得免疫力。感冒是通过直接接触传播的，也通过咳嗽、打喷嚏、说话过程中产生的气雾化的呼吸道分泌物来传播。

症状

人与病毒接触后的 1~3 天内会出现最初症状。症状取决于致病的病毒，可能会出现疲倦、头痛、咳嗽和发热。由鼻病毒引起的最典型的感冒，体征和症状主要是流涕（可以是清鼻涕或者浓鼻涕）和咽痛。

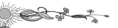

鼻病毒（rhinovirus）：鼻病毒有上百种不同的血清型，也就是说病毒被认为是同一种类（因为它们都具有类似的基因序列），但具有不同的抗原，因而免疫系统认定它们是不同的（人每碰到同种病毒的新的血清型可能又会生病，这就是为什么人一辈子都会感冒）。鼻病毒的不同血清型似乎并没有影响疾病的严重程度或临床症状的类型。

流感病毒（influenza）：流感是由流感病毒引起的呼吸道疾病。流感病毒极具传染性，是造成某些群体发病率和死亡率居高的原因。婴幼儿、慢性呼吸道疾病患者、免疫缺陷人群，以及老人是最容易得重流感的风险人群。现在已经有了预防季节性流感的疫苗。流感典型的表现是突然发热、寒战、肌肉酸痛及头痛，有时伴有流涕和咳嗽。与病毒接触后到首发症状出现的潜伏期为几个小时到 3 天左右不等。流感通常出现在一年中的寒冷季节。流感是由三大类流感病毒致病：A 型、B 型，和 C 型流感病毒。这些病毒有进化自身结构的特性，结果年复一年，它变得有点不同（即抗原漂移现象），让我们的免疫系统不那么容易识别，让新的流感成为可能。有时候，病毒的结构变化来得很突然，且变化很大（即抗原转移现象），我们的免疫系统极不容易识别这种病毒。这样就会出现流感大流行，最终伴有大量死亡（1918 年发生的历史上最严重的流感大流行，导致了全球2000 万到 4000 万人的死亡）。A 型流感病毒的特点在于两种表面蛋白：血凝素（hemagglutinin，第一个字母为 H）和神经节苷酶（neuraminidase，第一个字母为 N）。它有 15 个 H 亚型和 9 个 N 亚型，所以我们讲 H1N1，H5N1，H3N2，H9N2 等等。近代发现的致病的人类流感病毒都是 H1、H2、H3 和 N1 或 N2 的组合。A 型流感病毒源自动物，宿主也是动物，特别是水禽。它向人类传播较为罕见，这种病毒典型地可见于特定物种。但 A 型流感病毒能逐渐演变，传播到其他动物物种中，包括和人类活动紧密相关以及较接近人类基因的动物（比如猪）。动物病毒和人类的频繁接触可能加大了动物病毒和人类病毒接触的机会。这两类病毒的接触就把两种病毒的基因物质组合为一种新的病毒，它一方面具有人类病毒的可传播性，一方面又对我们的免疫系统构成新的挑战。这样的情况有利于毁灭性流感大流行的发生，就像 1918 年的那次大流行。

疾病的病程可长达两个多星期，但通常在 10 天左右自愈。

因为上呼吸道感染为轻度疾病，通常没有必要进行化验，除非是为了排除其他可能需要予以治疗的疾病，如鼻窦炎、过敏性鼻炎等。

治疗

感冒的治疗方式主要是缓解感冒症状：流鼻涕、疼痛、鼻塞、咳嗽、发热。最近的研究表明，为预防或治疗感冒而用的内服抗组胺类药物、减轻充血药物、止咳药对 6 岁以下儿童效果甚微。此外，这些药可能有副作用，美国食品和药物监督局建议 2 岁以下儿童不要使用这些药物。

如果感冒症状比较厉害需要予以缓解，在鼻腔使用减轻充血剂会更有效，如用氧甲唑啉（一种针对鼻黏膜的喷雾剂。这种药可减少黏膜肿胀，因而减少充血，使鼻腔空气流动更好），同时用生理盐水清洁鼻腔。针对流鼻涕，家长可以局部用药，使用第一代抗组胺药或者异丙拖溴胺鼻喷剂。

感冒时鼻腔分泌物往后流（指鼻涕往后流到喉咙，而不是朝前流到鼻孔。这种情况在感冒的时候尤为典型）导致咳嗽，减少鼻腔分泌物比使用镇咳药（如右美沙芬和可待因）能更好地缓解症状。愈创甘油醚（其祛痰功效值得商榷）不是有效的镇咳剂。将含有樟脑、薄荷和桉树的混合药物，涂抹在胸部，可以有镇静效果。维生素 C 对感冒没有预防或治疗效果。

这些治疗方案对普通感冒常见的并发症如急性中耳炎或细菌性鼻窦炎没有效果。

咽炎

用咽炎这个词来指代呼吸道感染是因为呼吸道感染的主要症状是咽部疼痛。引起咽炎的大多数病毒也常引起感冒，咽炎也会由 EB 病毒、巨细胞病毒和单纯疱疹病毒等引起。

A 组链球菌（即化脓性链球菌）是细菌性咽炎的主要病原，细菌性咽炎几乎是唯一需要用抗生素治疗的咽炎（除了现在非常罕见的白喉），用抗生素的主要目的是为了防止风湿热，风湿热是在 A 组链球菌引发咽炎后随之而来的一种严重的全身性疾病。

如果患者患了病毒性咽炎，会自行痊愈。因此，碰到咽炎的话，最重要的是要找出是不是链球菌咽炎，是的话，就要用抗生素予以治疗。

患了病毒性咽炎的人也有类似其他病毒疾病的体征，如流鼻涕、咳嗽、眼结膜发红，甚至腹泻。而如果病人患的是链球菌咽炎的话，就没有这些体征，病人除了咽痛外，往往会头痛和肚子痛。

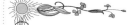

抗组胺药是具有抑制组胺 (antihistamine) 作用的药物。第一代抗组胺药物在过敏发生的时候，会抑制组胺释放。这些药物也会减少鼻腔充血，它们也会引起嗜睡。苯海拉明 (Benadryl®) 和氯苯那敏是两个众所周知的第一代抗组胺药。第二代抗组胺剂（如西替利嗪，仙特明®，氯雷他定，氯雷®）主要用于过敏反应的治疗或预防。这些药物同第一代抗组胺药物不同，没有减少充血的药性，也较少引起嗜睡。

不管是细菌性还是病毒性咽炎，患者都会出现发热的症状，但如果是链球菌咽炎，则很少出现高烧，患者通常咽部很红，但有时，只根据临床和病史难以区分两种咽炎。所以我们建议用拭子在咽部取样。如果咽拭子取样结果（快速测试或培养）是链球菌阳性，那就要用抗生素治疗。

过敏性鼻炎

很多家长在孩子感冒时，会询问孩子是否有过敏性鼻炎。

过敏性鼻炎指人接触了存在于空气中的过敏原后，鼻黏膜发生的反应。疾病表现有流涕，鼻塞，打喷嚏，喉咙、口和眼部发痒。

过敏性鼻炎可以与鼻窦炎、耳部感染、结膜炎、腺样体肥大、湿疹相关联，有过敏性鼻炎的人得哮喘的风险也会增加。这种疾病大都出现在工业化国家，高达 40% 的儿童受到影响。

较早食用固体食物的非母乳喂养儿童、母亲经常抽烟的儿童，得过敏性鼻炎的风险更大。以下因素对小孩有保护作用，可以降低过敏性鼻炎的风险：母亲是阴道分娩、小孩是母乳喂养、小孩较早同狗或猫接触、居住环境不过度清洁等。

过敏性鼻炎有季节性的（也称间歇性的）和常年性的（也称持续性的）。一个人可以兼有两种类型的鼻炎，常年有症状，但伴随季节变化，鼻炎的轻重程度也有变化。

　　季节性过敏性鼻炎往往同花粉出现的季节有关，常发生在春天、夏季开始或结束的时候，这要取决于孩子过敏的花粉类型。外部环境中的酵母菌也有季节性，过敏性鼻炎也和此有关联。

　　常年性过敏性鼻炎基本上与室内过敏原有关，如尘螨、动物毛发、宠物、老鼠和蟑螂的分泌物和细胞。孩子整年都和这些过敏原有接触。

　　对过敏性鼻炎的诊断是要根据相关症状、皮试或过敏原特异性 IgE 检测来判断。

小宝宝马里绒呼吸不顺畅

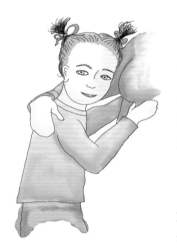

两个月大的马里绒，一大早就被妈妈带到了诊室。他流了3天的鼻涕，可直到昨天他都还是很机灵的样子，笑容满面的。他有个3岁大的姐姐叫莎拉，已经上幼儿园了。最近学校很多小孩生病了，姐姐也有点流鼻涕，可她玩起来的时候兴致还是挺高的。妈妈的鼻子也塞了好几天了，小家伙们的爸爸正出差在外。

在窄小的诊室里，漂亮的小莎拉紧贴着妈妈，看着我。她穿着红外衣，戴着围巾帽子，有点害羞，有点好奇。我一看她，她马上转过脑袋，把自己藏在妈妈衣服里。妈妈把马里绒从小推车里抱了出来，把他放躺在诊查台上，然后给他一层层把衣服脱掉。在妈妈做这一系列动作的时候，马里绒只稍微动了动。诊查台上的其他地方被妈妈的浅蓝色包包占据了。脱完衣服，马里绒放松多了。好，我们可以开始看病了。

昨天白天，马里绒的妈妈发现他吃奶吃得比平常少，而且老是停下来，有时还不吃。他也比平常哼唧得厉害些。

晚上，他开始不停地哭，而且看得出来，他呼吸很不顺畅。他呼吸的时候有杂音，胸部起伏收缩。从今天早上开始，马里绒完全拒绝喝奶。妈妈特别担心，她从来没见过这种情形。

马里绒妈妈给我讲这些时，我们两人都站在桌边看着马里绒，他正全神贯注，所有注意力都集中在呼吸上。他的肚子好像动得比他的胸还要厉害。他一咳嗽就要哭一次。他脸色苍白，鼻子明显地被很多分泌物堵塞了。显然，他的最大困难是呼吸问题，他对其他的东西都没有兴趣了。每次呼吸都是一场战斗。有几次，我们看见他慢慢地眨着眼睛[1]。

　　我听了听他的肺部，他呼气时有很多哮鸣声[2]，吸气时有痰音，这说明支气管和鼻腔都受阻了。用一个指套式血氧饱和仪进行测量后，显示值是90%（正常值是95%～99%）。

　　我告诉马里绒的妈妈，马里绒得了毛细支气管炎，他被病毒感染了，这种感染大都发生在寒冷的季节（秋天到早春），大人碰到同样的病毒会得上呼吸道感染即感冒，或者轻度支气管炎。不同的小孩有不同的敏感性，很难说哪些孩子容易得毛细支气管炎，而且孩子得了一次后往往会再得。

　　马里绒得马上住院。他现在很疲乏，如果没有持续的医疗介入，他可能会有呼吸衰竭的危险。

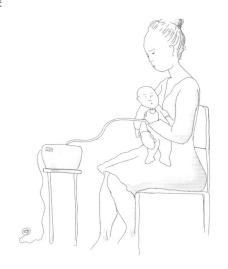

　　我解释说，得给马里绒定时清洁鼻腔，让他能够呼吸——小婴儿无法用嘴呼吸，只能用鼻子呼吸，如果鼻子塞了他们会产生呼吸窘迫。因为由疾病产生的分泌物很多，所以得频繁地清洁鼻腔。

　　说话间，我看到马里绒的妈妈眼睛红了。我把纸巾递给她，她的泪水立刻就流到了脸颊上。我继续

---

　　① 见插图：婴儿呼吸困难
　　② 哮鸣声：指人呼出空气时发出的尖锐声音，因支气管直径缩小，空气通过时气流动荡而发出的声音。哮鸣声在哮喘发生时极为典型，家长很快就能识别。

解释说，一般来说，婴儿得病，恶化起来很快，好转起来也快。大部分情况下，小孩短短几天内也就好转了。

她擤着鼻涕，一边说她应该早些来的。我回答说，她做了一切应该做的事。这种呼吸困难类的疾病来得特别快，没有什么预防的好办法。

医学界普遍认为，母乳喂养可以减轻严重毛细支气管炎的发病可能性。可是马里绒是只喝母乳的。我不由得思忖，这难道又是一个例证，说明医学中没有完全的真理。

然后我让护士帮助我给马里绒的鼻子做清洁，吸出分泌物，之后给他用支气管扩张气雾剂和氧气。然后我们把他放回他妈妈的怀抱里。

吸出鼻腔分泌物以后，马里绒呼吸起来轻松多了。用了气雾剂以后听诊的状况也好多了。血氧饱和度上升到了 94%。

马里绒的姐姐看看妈妈，又看看她那不再不安的小弟弟，轻轻地抚摸着弟弟的外衣袖子。妈妈现在不再需要那么多纸巾了，她问我是不是可以和他儿子一起待在医院。我回答说是。她看看她的女儿，对我解释说她丈夫出差在外，我又给她纸巾。然后她一边擤鼻涕，一边说对不起，说她没有睡好，这一下很多事情又碰到一起。

马里绒住了 4 天院。一周后我又见到他们，小家伙和妈妈都精神十足，小家伙甚至长胖了！

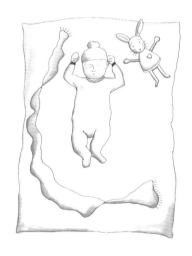

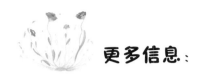

更多信息：

毛细支气管炎

毛细支气管炎是指毛细支气管发生炎症，是婴儿呼吸道常见疾病，该病的临床特征同婴儿的呼吸道构造有关联。毛细支气管炎有时会造成严重的、突发性的呼吸困难①。

毛细支气管炎是由常见于上呼吸道感染的病毒引起的。呼吸道合胞病毒（RSV）是导致毛细支气管炎的尤为常见的病毒。

这种疾病开始时，病童会流2～3天鼻涕，然后咳嗽，出现呼吸困难。呼吸和咳嗽时出现憋喘，伴随着胸壁凹陷。如果病童是婴幼儿，而且情况严重的时候，呼吸困难可能会让婴儿极度疲乏，导致呼吸衰竭，最终导致心脏衰竭。这种疾病也可能伴有发热。最初，病童是干咳，随后咳嗽中伴有大量分泌物。咳嗽可长达3个星期。

得过毛细支气管炎的儿童在之后患有病毒性呼吸道感染的时候，可能出现同样的症状，这样疾病事实上就变成了哮喘，或者成为气道高反应性②。

对于如何治疗毛细支气管炎，目前争议还很大，现在还没有什么治愈的办法。医疗干预的目标是要确保身体里有足够的氧气，避免二氧化碳聚集（即让肺部正常通气）。通常，我们用药物（气雾剂）来扩张支气管，

---

① 见插图：得毛细支气管炎时的肺部变化
② 见：支气管痉挛，气道高反应性和哮喘

如沙丁胺醇或肾上腺素，有时也使用肾上腺皮质激素气雾剂。在有些情况下，需要补充额外的氧气。如果分泌物过多，吸出分泌物也会有效。

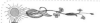

肾上腺素是由肾上腺产生的一种激素。它有调节血管的大小（即调节血压）和支气管内径（即调节肺通气）的作用。在严重的支气管痉挛和呼吸窘迫时，肾上腺素也被用作支气管扩张剂。

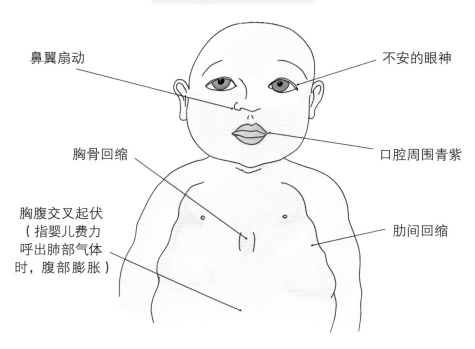

婴儿呼吸困难时的表现

鼻翼扇动

不安的眼神

胸骨回缩

口腔周围青紫

胸腹交叉起伏
（指婴儿费力
呼出肺部气体
时，腹部膨胀）

肋间回缩

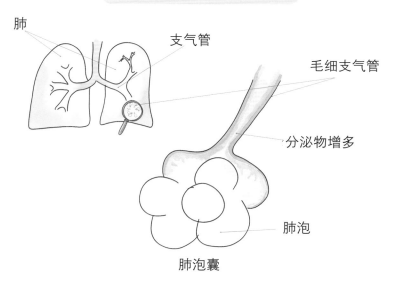

得毛细支气管炎时的肺部变化

肺

支气管

毛细支气管

分泌物增多

肺泡

肺泡囊

杰克呼吸困难

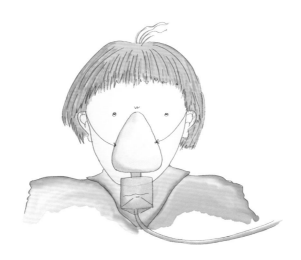

　　我在看病人，护士没敲门就走进了诊室："对不起打扰了，有个孩子刚到，咳嗽、呼吸困难，血氧饱和度只有89%。"同事在准备氧气瓶。我把头迅速转向我面前小病人的妈妈，我刚刚在给她解释食物多样化的好处。她马上回答说没问题，也用手势配合着说她可以等，让我先看那个病情紧急的孩子。

　　杰克和妈妈就在旁边的一间屋里。他坐在那儿，沉默地看着周围忙乱的护士们。有人向他妈妈询问他的年龄和体重：10岁，大约35千克。我听了听他的肺部，然后让护士准备1毫升的沙丁胺醇雾化溶液。

　　我听了听他的肺，他的支气管正在开一场音乐会，哮鸣声不断，这说明他的支气管紧缩变窄，这也解释了他为什么会呼吸困难。

　　杰克鼻子上已经戴上了氧气鼻导管（见下图），以让氧气送达鼻腔，吸

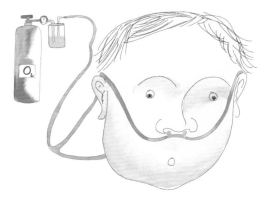

雾化药的面罩也很快就要准备好了。虽然杰克只来了一小会儿功夫，可是我们已经忙得不可开交了。我向杰克妈妈解释，我们正在给他吸氧，还要给他一种可以扩张支气管的药物，这样可以让他呼吸顺畅些。

杰克两天前感冒了。昨天晚上，他开始咳嗽，他从来没咳成那样过，结果一晚上都没睡。今天一早，他就感觉不好，没吃早饭，他说自己呼吸起来很困难。他妈妈晚上听到他呼吸时发出的喘声，就想起他小时候曾经出现过类似情况，可是从来没有像这次这么厉害过。杰克的妈妈说："他真的很久很久没有这样了。我家里也还有哮喘药，可是肯定早就过期了。"

吸入雾化的沙丁胺醇以后，杰克好像放松多了。血氧饱和度仪的读数是93%，虽然比之前好多了，可是离97%的正常值还差得远。他现在的心率是120次／分钟，而我们对他这个年龄段孩子的期待数值是80次／分钟。出现这种情况肯定是因为缺氧，可能沙丁胺醇也有点影响，它会让心跳加速。考虑到杰克情况的严重性，我认为一次门诊不足以解决问题，他很有可能得住院。于是，我开始和他妈妈讨论这个问题。

我们把杰克碰到的这种情况称作支气管痉挛，就是说包围支气管的细小肌肉收紧，导致支气管直径变小。由于支气管的收缩，他很难呼出肺里的气体，所以肺部气体很难由含氧丰富的新鲜空气替换。我们给他用药，让他的支气管直径迅速扩

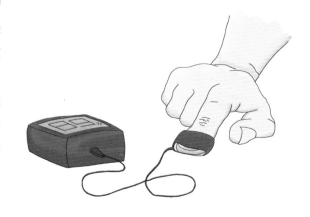

张，同时通过吸入氧气增加吸入的氧气浓度。

杰克的妈妈问为什么小孩会突然出现这么严重的情况，我说可能是由于感冒，也就是说病毒性感染引发的，但是有一点可以肯定的是，在杰克这一年龄段的孩子，对这种感染特别敏感。

他这个年龄段的孩子碰到这类紧急情况的时候，我们总要看看孩子是不是有与此相关的过敏。我们发现，常见的情况是，这类儿童的呼吸道易对粉尘过敏，尤其是对家中的螨虫粪便过敏。

由于日常暴露在粉尘中而引起的呼吸道炎症，非常容易被家长忽视，要等到一种病毒性的疾病——比如感冒——发生的时候，呼吸道问题的一些潜在症状才会显露出来，继而引发危机。

杰克的妈妈有点担心地打断了我："是不是哮喘？"

是，也不是。哮喘的发病原理同这是一回事。但是哮喘是一种慢性病。现在我们还不知道目前的情况是一次性的，还是一个周期里的头一次，现在下结论还为时过早。有一点能肯定的是，现在的治疗方法和治疗哮喘的是一样的。杰克需要吸入更多的氧气，还得用另外两种药。

我们已经给杰克用了沙丁胺醇气雾剂（有一知名商业品牌叫万托林），他每天要吸几次，这样可以确保他的呼吸道畅通。其他的是抗炎的肾上腺皮质激素，这些药会逐步减少支气管的敏感性，可以减轻杰克呼吸困难的状况。

听到"激素"这个词，妈妈和杰克担心地看着我："用激素不是不好吗？"

"当然，"我说，"用药从来都不是什么好事。可用激素的好处是我们很清楚它的副作用，因为激素是很老的药，我们对它非常了解。考虑到杰克现在的情况比较严重，我们没有太多的选择，得用激素才行。"

我借机谈起了接下来的几步：杰克可能得在医院待一天，因为在等待激素发生作用的同时他需要多吸些氧气。沙丁胺醇能在短期和有限的范围内恢复挛缩支气管的容量，避免病情恶化。激素

螨虫

虽然作用起来慢些，但它是通过逐渐降低支气管的兴奋敏感程度来减少支气管痉挛突发的风险的。使用激素可以避免病情恶化，同时减少住院时间。

我在最初诊查的时候说过，可能得评估一下杰克呼吸道过敏的情况。如果发现了过敏，就要想办法避免让他暴露在过敏原下，也就是避免让杰克暴露在会让他过敏的物质中，比如花粉、螨虫，那就要采取办法在室内减少这些过敏原。有些抗过敏药物也可以使用。

在我们谈话的过程中，杰克血氧饱和度升到了 94%。我听了听他的肺，空气流动顺畅了些，杂音也小了些，但是离稳定状况还是有距离的。

我们准备了首剂的激素，杰克一口吞了下去。

我对他妈妈说，他好些了，可是问题还没有解决，所以得住一两天院。杰克从面罩后面看着妈妈，摇头向妈妈表示他对这个建议并不是很热衷。

妈妈摸摸他的头，给他解释说他在这儿会感觉好些，而且他不会待很久。然后她向我转过头，问她是否可以和他一起待在医院的病房里。她当然可以。这让杰克放心了点。

3 天后，杰克回来见我。他刚刚服完最后一剂泼尼松龙（一种类固醇激素，有抗炎作用）。在医院待的这几天似乎让他找回了笑容。"你比上次看上去好多了。"我说。他妈妈笑了，杰克把脸转向妈妈，也笑了。

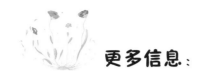 **更多信息：**

支气管痉挛、气道高反应性和哮喘

支气管发生痉挛的时候，支气管的肌肉收缩，直径缩小。肺部过往的空气减少，产生湍流，造成呼气时发出被称为哮鸣（wheezing）的特有喘息声。

支气管痉挛使得肺部里的气体难以释放（气体里富含二氧化碳，缺乏氧气），从而使含氧丰富、二氧化碳含量低的新鲜空气无法进来替换。

支气管痉挛严重时，可以引起呼吸窘迫，甚至呼吸衰竭。

当呼吸道受刺激时，会出现支气管痉挛。支气管痉挛最常见于发生病毒性呼吸道疾病和过敏性反应的时候。刺激性气体（如烟雾）、有毒气体或冷空气也可以引发支气管痉挛。

如果患者的支气管痉挛是常发的、慢性的，我们可以说他得了哮喘。换句话说，我们不会在支气管痉挛发作一两次后就说患者得了哮喘。

许多5岁以下的城市儿童，容易出现支气管痉挛，而且支气管痉挛常常是在患病毒性呼吸道疾病的时候出现。由于在这种情况下发生的支气管痉挛如此频繁，人们把它称为气道高反应性综合征。3岁以上儿童如果常常出现支气管痉挛，那往往同过敏有关（如对室内螨虫的粪便过敏）。湿疹（即特异反应性皮炎）、食物过敏，或过敏性鼻炎，都会增加得哮喘的可能性。

支气管痉挛常由病毒引发，这时候，我们往往会看到人感冒时的症状和体征（流鼻涕、咳嗽、发热），再加上支气管痉挛，患者往往要咳嗽3个星期才能完全好。

治疗支气管痉挛的方法是让支气管肌肉放松。如果是突发性的，要用支气管扩张剂，比如沙丁胺醇，这样可以立即改善呼吸质量。

为了防止常发病儿童发生危急情况，有几种方法可供选择。无论采用何种方法，出发点始终是为了防止出现支气管痉挛，比如防止感冒后支气管痉挛发作。通常最有效的药物是肾上腺皮质激素，但其他如白三烯受体拮抗剂（Singulair®），或者抗组胺剂也有作用，那得依情况而定。

白三烯受体拮抗剂：可阻抑或抑制白三烯的合成，而白三烯是参与一连串发炎反应，导致支气管痉挛的炎性介质。此类药物有孟鲁司特（montelukast）、扎鲁司特（zafirlukast）。轻度间歇性哮喘患者可使用上述药物作为肾上腺激素的替代药物，因为这样可以减少肾上腺激素的使用，而且这些药物副作用轻微。

哮喘是一种慢性呼吸道疾病，支气管在发生炎症的过程中，直径变窄（即发生支气管痉挛），结果肺的通气能力因此减弱。哮喘的临床表现有咳嗽，有时有长期咳嗽和严重的呼吸困难。

在发达国家，哮喘的患病率已经维持在一个稳定的水平，但在发展中国家，哮喘患病率持续上升，因此，全球的患病率总体仍在增长。在发展中国家，哮喘在富裕阶层的发病率更高，而在发达国家，情况则相反。

哮喘常常和过敏有某种关联，特别是和湿疹、过敏性鼻炎有关，三者被合称为特应性症群。得哮喘的儿童往往对悬浮在空气中的螨虫粪便过敏，似乎这些粪便的大小刚好能够进入支气管的深处，它们又有恰当的过敏源组合，加上数量刚好合适，就引起了支气管的强烈反应。

哮喘是怎么来的？

哮喘患病率增加的原因备受争议，因为最终导致哮喘的病因还不为人所知。遗传和环境因素相互作用，让有些人会得呼吸道疾病，而另一些人却没事。不过，人们发现了对此负责的过敏源（花粉、螨虫、动物毛发等）一直以来都是无处不在的，而人类基因不可能改变这么快，会让人类不再适应充满这些过敏源的环境——那为什么这么多人会对它们过敏呢？

我们越来越多地认识到，至少导致哮喘的部分原因在于表观遗传因素的作用（不是 DNA 序列的变化，而是基因表达发生了可遗传的改变。表观遗传受子宫和母体影响）。这些表观遗传因素能依据产前环境来给胎儿设定程序，甚至依据胎儿父母的胎儿环境来给胎儿编程，因为生殖细胞、未来的卵子和精子前体，已经在胚胎初期形成了。

另外一个假说——卫生假说——认为，相对于人类进化过程中的环境而言，我们现在所处的世界过于干净，导致了与我们共同进化的微生物组发生了变化，许多寄生虫消失了。这些微生物和寄生虫共同构成我们身体的自然环境，而我们的免疫应答是建立在这一环境的基础上，这一环境的变化就导致了身体故障，尤其是免疫力出现故障。

表观遗传作用和生物环境异常导致基因表达或免疫应答机制和过程出现异常，尤其导致免疫反应异常，哮喘可能就是一个例子。

人们可以用支气管扩张剂和消炎药（主要是肾上腺皮质激素）一起来治疗和改善哮喘，但是没有什么药可以治愈哮喘。支气管扩张剂使肌肉放松，在支气管痉挛的情况下可以让气道迅速恢复，更好通气。肾上腺皮质激素抑制炎症升级，而炎症加重的话，可能会导致支气管痉挛，所以这关系到支气管痉挛发生以前的准备，因此预防工作非常重要，要防止出现突发的、严重的支气管痉挛。在某些情况下，也可以使用其他的药物，如抗组胺剂或白三烯调节剂，作为支气管扩张剂和肾上腺皮质激素的补充药物。

儿童哮喘的分类

根据哮喘的严重程度予以分类，可以更为有效地对病人进行治疗。哮喘的分类基于以下因素：

- 症状或体征：咳嗽、哮鸣、呼吸困难程度；
- 每周发病频率；
- 对病童的总体影响：对睡眠、玩耍、上学出勤的影响；
- 对肺功能的客观测定。

美国国家心肺血液研究所将哮喘分类为：持续性的或间歇性的；也可分类为：轻度、中度、重度。

将这两种分类综合，形成以下分类：

● 轻度间歇性哮喘：症状轻微，一周少于两次，易于控制。肺功能正常。

● 轻度持续性哮喘：症状（咳嗽或哮鸣）一周超过两次，但不是每天都出现。夜间症状限于一月两次。

● 中度持续性哮喘：咳嗽或哮鸣的间隔期间，肺部功能也存在异常运行的状况。几乎每天白天都有症状，晚上一周至少出现一次症状。玩耍和上学都会受到影响。

● 重度持续性哮喘：持续地咳嗽和哮鸣。日常玩耍、上学受影响。大部分时间睡眠也受影响。

哮喘突发的治疗

只要哮喘威胁到肺这个重要器官的运作，那么治疗力度就得加强，要同时使用支气管扩张剂和高剂量的肾上腺皮质激素。

哮喘的长期治疗

对慢性哮喘，则要更细致入微，有序进行，要针对儿童发病不同的情况和严重程度加以治疗。应采取适当的治疗方案，以尽量减少疾病对孩子日常生活（包括学校生活）的影响，也要注意慢性炎症对肺部发育的长远影响。医生还需要在家长的帮助下，找到控制哮喘的最小有效剂量，以尽量减少药物的毒副作用。

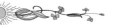

肾上腺皮质激素（皮质类固醇）对哮喘的作用：

肾上腺皮质激素（corticoid），也叫皮质类固醇 (corticosteroid)，是天然激素，已可人工合成，具有多种属性，其中糖皮质激素具有显著抗炎作用，盐皮质激素也对水和电解质的代谢有调节作用。在医学上，使用皮质类固醇主要是因为它的抗炎作用。例如在出现哮喘、喉炎，或在突发性湿疹（特应性皮炎）时，使用皮质类固醇。

哮喘时出现的支气管痉挛是炎症连级反应致使支气管肌肉收缩的结果。皮质类固醇是强有力的抗炎药物，它会干扰一系列的细胞反应，并阻碍支气管肌肉的收缩。但是，这些药物不会对支气管肌肉有直接的作用，它不是支气管扩张剂，不像沙丁胺醇或肾上腺素那样即时生效，往往要几个小时后才生效（如果是吸入类固醇，需要几天的时间），但是它的效果比支气管扩张药如沙丁胺醇持久得多。如果没有这种激素，当沙丁胺醇的药效消失时，支气管痉挛可能会重来，有时甚至更严重。因此我们说皮质类固醇降低了哮喘死亡率。通过减少疾病根源上的炎症活动，皮质类固醇也减少支气管的慢性炎症，尤其是过度分泌和长此以往导致支气管结构的改变。

可是，很多家长不按量使用皮质类固醇，他们担心其副作用可能影响孩子的成长。皮质类固醇有多种副作用，因为该药会作用于身体的不同部位，其副作用有：高血压、食欲和体重增加、血糖水平增高、多毛、皮肤变薄、骨质疏松等。但是这些副作用只有在高剂量、长期使用时才会产生。我们也有方法减少它的副作用，如用吸入的方法服用合成激素，如氟替卡松（或布地奈德）时，全身吸收非常有限，又能达到治疗效果，而且会迅速地被肝脏所代谢，减少了副作用的风险。减少副作用还可通过不断地寻求最低的有效剂量、定期监测儿童成长参数来进行。有研究发现，高剂量吸入类固醇的孩子的最终身高略低（引自"关于服用布地奈德〈普米克®〉的儿童的研究"），这些孩子也经常口服皮质类固醇。但是我们不要忘记，这些孩子几乎要依赖类固醇才能生存。

支气管末梢

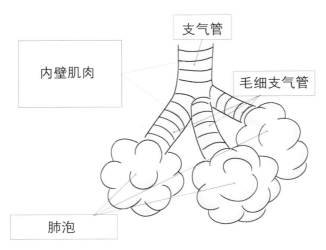

支气管

内壁肌肉

毛细支气管

肺泡

发生支气管痉挛时

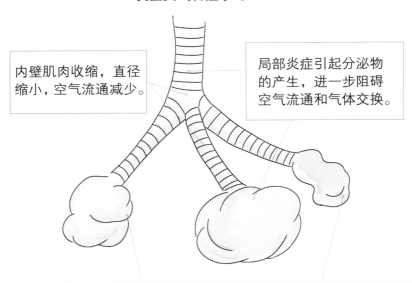

内壁肌肉收缩，直径缩小，空气流通减少。

局部炎症引起分泌物的产生，进一步阻碍空气流通和气体交换。

肺泡内气体流通不畅，致使从血液中提取二氧化碳及往血液中供氧减缓。

导致支气管痉挛的常见因素

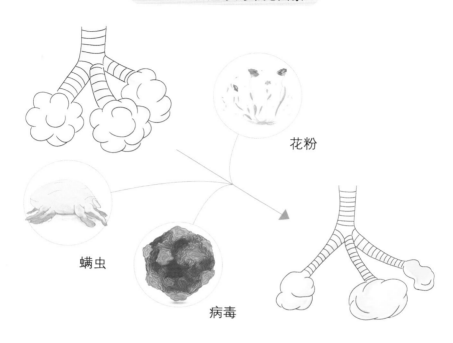

花粉

螨虫

病毒

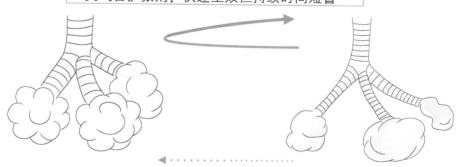

支气管扩张剂：快速生效但持续时间短暂

肾上腺皮质激素：生效慢但持续时间长

一个月大的安安鼻子老塞，没法好好呼吸

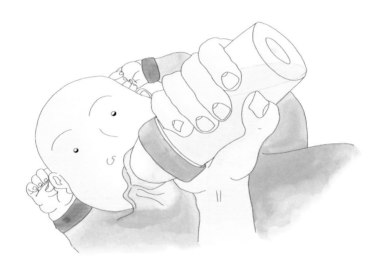

安安是我的老朋友，一个月前我看着他出生的，他的出生派对里人不少，有他妈妈、他爸爸、妇产科医生、助产士，当然还有当儿科医生的我。他妈妈一个劲用力，他一声大哭，两人平安无事，很快就回家了。

昨天，安安回来了。没什么问题，他只是来打乙肝疫苗。妈妈也趁这个机会看看他是不是一切正常，好让全家人放心。妈妈看上去光芒四射。（这可不正是干我们这行的光辉时刻！）安安呢，乖乖地躺在小摇椅里，嘴巴里发出各种好听的声音。

"看，他真知道享受生活啊！"

"上次见面后，情况怎样？"这句是我的惯用语。

"很好，他喜欢喝奶……特别是晚上。所以我们睡不够，但小家伙真够棒的！"

"那您还顶得住？"

"哦，快不行了，我试着白天睡睡。哎，还行吧，有时我把奶挤出来，晚上他饿的时候，他爸爸给他喂，因为我太累了，起不来。"

"总的来说，没什么问题吧，有什么让您担心的吗？"

"没有……对，有！还好您提醒了我，我怎么觉得他的鼻子老堵着似的。"

"好，说说看。""老"堵着？小可怜的才一个月，就有了个"老"问题。这得好好说说。我现在要当一回福尔摩斯了……

"他打喷嚏吗，还是流鼻涕？"

"不不，他不像生病的样子。他吃奶吃得很好……经常吃。家里也没人生病。"

"他吃很多？"

"哦对！他只想着吃！他可以在几分钟内喝掉一瓶 120 毫升的奶。"

"120 毫升？"

"对，120 毫升，看，我还带了一瓶呢，以防万一。很多，不是吗？"

"对，看起来他胃口不错。"

"他溢奶吗？"

"什么？"

"他是不是常常吐奶？"

"是啊，是啊。他喝完以后，我们不能动他，否则可不得了，特别是他还没打嗝的时候！"

好，侦探工作差不多了，我想。

"他睡得好吗？"我知道从妈妈的角度看，他肯定睡得不够多。

"有时，他睡三四个小时，但是大部分时间，每隔两个小时他就醒了。而且他一醒就等不及要喝奶了。"

我得开始和妈妈解释一下了。我还没看小家伙，但是这番对话下来，我就知道个八九不离十了，我道出了两种可能性。

"有这么两件事…… 没什么严重的啊！一来，我认为安安有时一次喝奶喝太多了；二来，他对喝多喝少，也就是说奶量问题，也比较敏感。他喝的奶，一部分可能回流到了鼻子和嘴里，尤其是在他躺着的时候，当然这个时候，奶不见得会流出来。如果每次少喝些奶，就没什么问题，但是他奶喝得太多的话，就有可能超出胃的容量。鼻腔里常常有奶有可能会导致更多的分泌物产生，给人鼻子塞了的印象。所以我认为他鼻子堵并不是感冒了。"

新生婴儿的胃很小，但他们需要吸收很多能量来成长，尤其是在出生的头几个月。值得注意的是，他们获得最大能量的方式不是多喝奶，而是喝很多次。

因此，一般来说，新生婴儿自然而然地，需要两小时喝一次奶。

相对于直接在妈妈乳房上喝奶的婴儿，用奶瓶喝奶的婴儿一次可以承受更多的奶，两餐之间的睡眠时间也会更长一些。但是从婴儿的生理需求来讲，过量喝奶会让婴儿或多或少出现溢奶的情况，溢奶情况的强弱程度取决于婴儿吃奶吃得多少，以及他本身的耐受性。

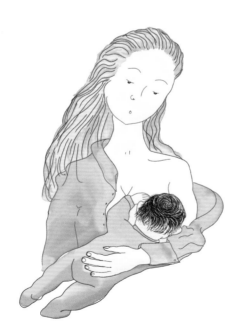

安安的这种情况，可能和他吃奶吃得多有关系，但也可能同他自身的敏感度有关。如果少喝点奶瓶的奶，或者只喝母乳，这样他可以喝到自己不想喝为止。家长要注意看他吃完后是不是打嗝，如果需要，可以通过轻拍后背帮助他打几次嗝来减少胃里面的空气压力，增加进食的空间。这样可以避免奶回流到嘴巴和鼻子里。

如果婴儿鼻子塞了，我们也可以在他的鼻孔里滴几滴生理盐水，这样可以保持鼻腔畅通。这对 0 至 6 个月的新生婴儿特别重要，因为这个年龄段的婴儿还不能用嘴呼吸，只有在哭的时候才会用嘴呼吸。婴儿感冒的时候，常会出现鼻塞，这种情况会让母乳喂养很不容易。

"哦，是这样，我说呢，他喝得太多了，120 毫升①，真是！"

说话间，安安开始动起来，然后慢慢地嘟囔，几秒钟后突然叫起来。已经站在小摇车前的妈妈还没等把他抱在怀里坐下，就开始解开衣服扣子，同时略有点焦急地问我："不会打扰吧……"

"不，不会，您喂吧，喂吧。"

多自然的妈妈！

---

① 见附表：婴幼儿的饮奶量

婴幼儿的饮奶量

下列表格给出了 0~6 个月婴儿每天每千克体重饮奶量的参考值。这些都是理论上的数值，是个近似数值。很有可能很多孩子每餐喝得少些或者总量少些。不要忘记，婴儿的胃很小，应该少食多餐，不要每餐喝太多。

体重（千克）	毫升 / 千克（每天）	总量（毫升）	频率（次 / 24 小时）	毫升 /（每餐）	备注
3	60	180	12	15	刚出生婴儿
3	80	240	12	20	出生头几天，饮奶量逐渐增加到每天每千克 150 毫升
3	100	300	12	25	
3	120	360	12	30	
3	150	450	12	38	
3.5	150	525	12	44	
4	150	600	10	60	
4.5	150	675	8	84	
5	150	750	6	125	
5.5	150	825	6	138	
6	140	840	5	168	5~6 个月左右，开始吃辅食，饮奶量下降
6.5	130	845	5	169	
7	120	840	4	210	
7.5	120	900	4	225	

您也可以参考香港特别行政区卫生署有关婴幼儿饮奶建议（Recommendations on Milk Intake for Young Children Information for HealthProfessionals）http://www.fhs.gov.hk/english/archive/files/reports/Info%20for%20HP_Milk%20Feeding_final_Feb%202012.pdf

 孩子生病怎么办？

更多信息：

溢奶

　　婴儿有时会溢奶。溢奶是自然发生的，婴儿喝的奶从胃里回流到口腔，然后外溢。溢奶不像呕吐，奶不是从胃里被反弹出来的。但是，溢奶的奶量有时很可观，甚至有可能每次进食后都会出现。

　　除了直接从嘴里流出来的那种溢奶，也会有其他的隐性溢奶，比如鼻腔的瘙痒，这可能和奶的隐性回流有关，尤其是在孩子躺着的时候，更为常见些。

　　从某种程度上来说，婴儿溢奶是正常现象。如果溢奶不是过于频繁，而且量不大，一般来说没有问题。如果溢奶量大到婴儿的行为举止有变化或体重增长不够，那家长就应该去找出病因。好在这种情况极为罕见①。

小小的胃

　　大多数情况下，婴儿溢奶是因为胃里食物过量，相对于婴儿可以接受的奶量，家长每餐给得太多。这种情况比较常见于奶瓶喂养的婴儿，可能是因为家长总想确保孩子吃得够饱，加上喝奶瓶的孩子不需要费太大力气，因此喝起来速度更快，有时喝了太多，他甚至没有意识到自己已经喝饱了。

　　婴儿的胃非常小，但他们却需要获得极大的能量。所以婴儿需要能量密度高、总量多的食物。婴儿胃的大小是相对固定的，而奶已经是高能量密度

---

　　① 见：胃食管反流

的物质。唯一的办法是增加吸收总量，也就是多次进食。

母乳喂养婴儿的饮食量的具体数字还不为人所知（个体间肯定会有差别），但是我们观察到母乳喂养的婴儿进食频率比奶瓶喂养的婴儿要高。有好些理由可以解释为什么母乳喂养的婴儿吃得更频繁，如母乳成分和配方奶不同、婴儿自己每餐的食量不同、每次开始喝的母乳和后期喝的母乳成分也不同、婴儿吸奶的力量每次不同等等。从逻辑上讲，这应该是所有婴儿的进食模式，但是常见情况是父母给的配方奶往往超过婴儿小小的胃的容量。奶瓶喂养的孩子也应该按需供给，按照他自己的食量和频率来，就像同龄的母乳喂养的婴儿一样。

怎么计算喝的奶量？

在现实生活中，我们可以这样计算婴儿的食量，以便得到一个近似值：6千克以内的婴儿按每天每千克体重可喝150毫升奶来计算；6千克以上的婴儿，每天喝的奶保持在700 ~ 900毫升左右。所以一个4千克的孩子每天可喝约150 × 4 =600毫升的奶。有些孩子喝得明显比这个数值要少，但这也不是一个问题，只要他们体重在增加，生长正常即可。

多次进食

母乳喂养的婴儿在出生后头2 ~ 3个月大约每两小时喝一次奶，这恰好对应了他们这个阶段对能量的极大需求，以及每千克进食的高比例，而且这时他们的胃最小，就像前面解释的，这个时期婴儿进食频率高，即需多次进食。

打嗝

为了减少婴儿胃部的压力，家长有必要在喝奶期间和喝奶后帮助婴儿打嗝释放气体——这样使空气往外部释放，而不会对胃里的奶产生压力。此外，由于空气得到释放，也会给后一餐留出更多的进食空间。帮助孩子打嗝，可以把孩子抱在怀里，让他的头部上方超出肩膀，轻轻拍打背部，有时可能需要一段时间才能让孩子打出嗝。

睡姿

对有些特别敏感的孩子，用这种打嗝的办法也没有用。我们可以把他们的睡垫头部处垫高约 30°，这样，婴儿睡觉的时候整个身体有个略微倾斜的坡度，使头和肩的位置高于脚，可以防止溢奶。

亚历山大烧了 5 天

明天是亚历山大 6 岁生日。可是，他眼下精神不太好。

他妈妈是个天性很放松的人，她有 5 个孩子，这样的情况见多了。不到万不得已，她是不会去看医生的，可是今天她来了。

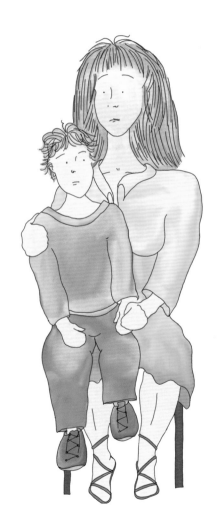

一周前，亚历山大开始咳嗽，咳得不是很厉害。他有时用鼻子吸气，感觉累。他平常精力充沛得很，不是折腾她姐姐（可怜的姐姐有 3 个兄弟），就是到处乱跑。

然后，上周的一个晚上他开始发烧，烧到了 40℃。接着他连续烧了 5 天，只在短时段里体温有所下降。烧起来的时候，他老打寒战；烧退的时候，他出很多汗。

我问亚历山大的妈妈他是不是流鼻涕的时候，他贴着妈妈轻轻地哼哼唧唧着。

"有一点点，只是最开始的时候流

些鼻涕，现在没有了。他的鼻子也没有塞。我倒是发现他呼吸急促，有的时候憋着呼吸，好像得往外用力才能呼吸似的。

我在想他妈妈描述的正是"喘鸣音（grunting）"，那是呼吸困难的孩子嗓子里发出的一种声音，这种行为是为了弥补自己的呼吸困难。

我给亚力山大做检查的时候，他看起来很累，但也不像是病得特别厉害的样子。当然他一点也没有想逗乐的样子。实际上，他在出气的时候，得不时地屏住一会儿呼吸。

到目前为止，我没有找到什么显而易见的病因：咽部正常，鼻子一点不塞，肺部……右上侧似乎听到几声噼啪声（就像揉报纸发出的声音），但不能确定。

检查完，我向妈妈解释，亚力山大发烧5天了，没有什么明显的病毒感染的体征，可是他看起来的确像是生病的样子，所以我们得弄清楚到底是怎么回事。

因为亚历山大有呼吸的问题，而且肺部听诊呼吸音不太清楚、不完全正常，我们要检查一下，看看他是不是得了肺炎，得先做胸片（即放射造影术），也要抽血看看他是不是有感染。

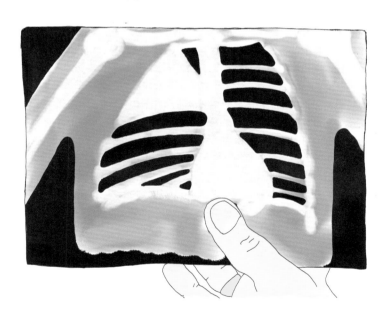

胸片的结果让亚历山大的妈妈感到意外。我隐约听到噼啪声的地方有阴影（呈不透明白色），处在右肺上方。所以亚历山大发烧的病因没有太多悬念——他得了大叶肺炎①。

他的血液检查结果也毫不让人意外，C反应蛋白（CRP）和白细胞超高，很明显细菌性疾病的可能性极大。

"可是他又没怎么咳嗽。"

"事实上，大叶肺炎不见得会让患者咳嗽得很厉害。"

这种肺炎和支气管炎很不一样，得了支气管炎时，会出现支气管弥漫性刺激，常常伴随咳嗽。小孩子得支气管炎往往是因为病毒感染，过3个星期会自行痊愈。支气管炎有时会产生呼吸困难，在分泌物阻碍支气管的时候，或者当支气管处受刺激产生反应性收缩时，就像哮喘发作时我们看到的那样。

碰到大叶肺炎，就像现在亚历山大的这种情况，医生会怀疑在口、鼻腔已有细菌存在，而且它们乘机（比如之前的病毒感染或者身体固有的构造问题）来进行进攻、繁殖。

阿莫西林(amoxicillin)：阿莫西林是青霉素类（β-内酰胺类）抗生素，广泛用于儿科。它可作用于多种细菌，特别是化脓性链球菌、肺炎链球菌、流感嗜血杆菌、卡他莫拉菌、大肠埃希氏菌。阿莫西林常用于起源于呼吸道的细菌性感染。有一些致病菌对阿莫西林有天然的耐药性，需要用其他抗生素才能对付这些细菌。其他本来对阿莫西林敏感的细菌也可能产生耐药或部分耐药性。在有些情况下，增加剂量或添加如克拉维酸（成为阿莫西林-克拉维酸复合制剂，商品名奥格门汀，又名安灭菌／Augmentin®）可以克服这些病菌的耐药性。

阿莫西林一般耐受性良好，只有一些轻微的副作用，如恶心、便稀。有些人对阿莫西林过敏，可能会有严重的过敏反应。用药72小时后或服用完整个疗程后出现皮疹也很常见，一般来说这种情况不是过敏，可以继续治疗，病人也可再次使用阿莫西林。

①见：肺炎

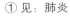

血液中白细胞计数明显升高、血液中 C 反应蛋白数值高，加上胸片结果，都表明了有细菌感染存在，甚至有可能细菌已经进入血液。所以这时我们需要使用抗生素。

亚历山大看起来还是有些病态，虽然还不至于让人焦虑，但我们得密切观察。尤其是我们期待他在口服抗生素后的 24 ~ 48 小时内退烧，如果那时烧还没退下来，就得重新评估，也许要换抗生素，或者需要通过静脉注射抗生素。

另外，今天也很有必要做血培养，这样我们可以辨别是哪种细菌导致了肺炎，随后知道这种细菌对哪种抗生素敏感。一旦开始用抗生素，就很难通过血培养找到罪魁祸首的细菌了。

我们做了血培养，亚历山大开始大剂量口服阿莫西林。

24 小时后，亚历山大的热度下降了，发热不超过 38℃，3 天后他就完全不烧了。亚历山大继续服用阿莫西林，一共口服了 10 天。

他的血培养结果出来了，是阴性，也就是说血里面没有发现细菌。这是让人释然的消息，说明疾病还没发展到严重的阶段。

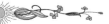

免疫缺陷是一种遗传或后天的免疫系统异常，机体不具备必要的装备，无法对抗环境中平常就有的微生物（病毒、细菌、寄生虫）。有免疫缺陷的人即使接受治疗，也会出现严重的、慢性的或反复性的感染。有以下表现的孩子，我们会怀疑他是否有免疫缺陷（通常是先天的）：

● 至少有某一系统的严重细菌感染，如败血症或脑膜炎；

● 一年内至少有 2 次严重的、细菌性呼吸道感染，如蜂窝组织炎、呼吸道脓肿、穿孔中耳炎、肺炎；

● 不常见于某些部位的感染，如肝脓肿或脑脓肿；

● 由通常为非病原微生物导致的感染；

● 由常见微生物导致的严重感染。

注意：儿童单纯的、自然好转的病毒感染，即便频繁发生，也不是免疫系统异常的标志。

同儿童病毒类疾病（如感冒）相比，细菌性大叶肺炎是相对比较少见的、可能变得很严重的一种疾病。

如果孩子出现了几次细菌感染，比如肺炎，医生就得怀疑孩子是不是有免疫缺陷（先天的或后天的）或先天性呼吸系统发育异常（如卡塔格内综合征，即异常的纤毛运动障碍或黏液黏稠病），这些缺陷会促使这些疾病出现。

但是孩子一年有数次上呼吸道病毒感染（感冒及类似疾病）则是很正常的，尤其是在孩子年龄小的时候。

更多信息：

肺炎

肺炎是指肺部发炎，致病原因有很多种。因为致病因的不同，肺炎的形成机制也不一样。

对平常身体健康的儿童来说，最常见的肺炎致病因是病毒和细菌，其中病毒性肺炎是最为常见的。

还有一类肺炎是由肺炎支原体引起的，约占学龄儿童肺炎总量的一半。

治疗肺炎要根据不同的情况，使用不同的方法，这些因素包括致病因、疾病体征的轻重程度，以及孩子的年龄。

人们往往很难准确判定儿童肺炎的病原体，但是临床相关体征、化验室检测完全可以帮助我们限量或不使用抗生素。但在医疗实践中，医生因为无法确定疾病是细菌性的还是病毒性的，往往会开出抗生素。

肺炎的危险在于患者呼吸困难，还有肺炎感染可能演变为更大范围的感染。

病毒性肺炎

病毒性肺炎的体征和上呼吸道感染（感冒）的体征相似：流鼻涕、咽痛、咳嗽。

病毒沿着呼吸道的枝干前行，从鼻子开始，深入支气管，进入肺部。这样一来，病毒性肺炎往往会在两片肺里留下疾病体征。

病毒性肺炎是幼儿中最为常见的肺炎，很有可能在不少情况下，即便小孩得了这种肺炎也并不为人所知，因为通过肺部听诊，医生听不出什么异样，或者大人觉得没有必要去看医生。

导致肺炎的不少病毒已经为人所知，最常见的是呼吸道合胞病毒、副流感病毒、A型和B型流感病毒、腺病毒、人类偏肺病毒。大部分情况下，这种病毒性肺炎，如果没有造成呼吸困难，一般自然而然地就好了。

细菌性肺炎

细菌性肺炎一般来得比较猛烈，常伴有高烧、咳嗽，但患者往往不流鼻涕。

导致肺炎的细菌常常是鼻咽部的正常宿主，它们成功到达晚些发展为肺炎的肺部某一区域（比如得流感的时候，病毒感染更容易让细菌生长），然后在那儿扩展。细菌也可能通过血液到达肺部，先是血里有细菌，然后肺里有细菌。

细菌性肺炎的感染部位极为典型地出现在一处，从胸部造影会看到左肺或右肺的一处有一片白斑。这就是所谓的大叶肺炎，因为感染是在一片肺叶上扩展的。

在世界范围内，儿童营养丰富、有疫苗，及卫生条件良好的地区，大叶肺炎远没有病毒性肺炎那么多，但也不能说是罕见的。

这些细菌性肺炎有可能演变为严重的疾病，需要抗生素治疗。受感染的儿童往往病得很厉害，不给予治疗的话，患童状况会逐渐恶化。

细菌性肺炎的致病菌基本上都是肺炎链球菌和流感嗜血杆菌B型（婴儿、慢性肺病或免疫缺陷的儿童除外）。接种针对这些细菌的疫苗，有助于大幅度降低这类肺炎的发病率。

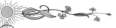

肺炎链球菌（*Streptococcus pneumoniae*）：是可导致儿童严重疾病的一种细菌，全球每年有超过一百万儿童因其死亡。肺炎链球菌是人类上呼吸道的天然宿主，在寒冷季节尤其常见于两岁以下儿童。在某些情况下，该菌极具致病性，尤其是对天然免疫不强或受损的人，如婴儿、老人、无脾脏的人。肺炎链球菌是肺炎、脑膜炎、中耳炎、鼻窦炎、败血症、骨髓炎等疾病的致病菌；是儿童菌血症、细菌性肺炎和中耳炎的最常见致病菌。它还是脑膜炎的第二致病菌，仅次于脑膜炎奈瑟菌。

肺炎链球菌也逐渐对越来越多的抗生素产生了耐药性，更多菌株变得具有多重耐药性，而且变得更有致病性。

肺炎链球菌有 90 多个血清型（或菌株），也就是说，对于我们的免疫系统来说，每碰到一个菌株，就像是碰到一种新的细菌一样。有些菌株有荚膜覆盖，减缓了免疫系统对它的作用。

这些菌株中有 7 种常常和侵入性疾病有关联，自 2000 年左右有针对这 7 种菌株的疫苗出现，这些疫苗是结合疫苗，可以保护婴幼儿；疫苗实施几年后，侵袭性疾病（如脑膜炎和败血症）对婴幼儿的影响减少，但是其他没有疫苗的菌株开始更多地和侵袭性疾病发生关联。之后，针对 10 种 (Synflorix®) 或 13 种菌株 (Prevenar®) 的疫苗出现。这就是所谓的共轭疫苗，孩子可以从两个月大起就有效地接种（疫苗可以引发身体需要的免疫反应）。

还有种疫苗，一直以来就存在，是非结合疫苗，这种疫苗要到小孩两岁以后才能接种（两岁前接种，小孩体内无法产生抗体）。侵入性肺炎球菌感染主要影响幼儿，所以两个月大的孩子就能接种的共轭疫苗特别有用。两岁以后接种该疫苗更多地适用于有免疫缺陷的儿童（无脾症，镰状细胞病等）。

支原体肺炎

支原体肺炎是肺炎的第三个主要类型。

支原体肺炎会出现如下症状和体征：咳嗽、咽痛、发热、头痛，但是一般不流鼻涕。

肺炎支原体沿着呼吸管道前行，像病毒性肺炎一样，会在左右肺里留下疾病体征。

支原体肺炎常见于 3 岁以上的学龄儿童，他们通过呼吸道飞沫传播相互

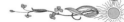

感染（也传染给家庭成员）。3 岁以下儿童如患支原体肺炎，极少有明显的支原体肺炎症状和体征。

光从临床判断，人们很难区别支原体肺炎和病毒性肺炎。

常规实验室技术实际上很难确认肺炎支原体感染的存在，所以很难在疾病早期给予治疗导向。人们应该在疾病初期和末期分两个阶段检测血液里的免疫球蛋白 M(即 IgM, 主要分布在血液中，在机体免疫反应中出现最早，具有强大的抗感染作用)。如有感染，结果会显示免疫球蛋白 M 显著增加（最高增加到 4 倍），因为免疫球蛋白 M 可能会在血液中持续存在 6 个月到一年，所以阳性结果可以说明曾有感染。

如果学龄儿童左右肺都有肺炎体征，我们会比较容易怀疑患童有支原体感染。

如果不予治疗，患者会发病为期两个星期左右，然后自行痊愈。

如果使用大环内酯类抗生素（其中有红霉素、克拉霉素、阿奇霉素），病程会缩短。

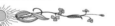

肺炎支原体（*Mycoplasma pneumoniae* ）是极其微小的微生物，在光学显微镜下不可见，它是非典型肺炎的病原体。肺炎支原体感染通常每 3~5 年流行一次，时长为 12~18 个月。人类是这种病原的唯一受体。肺炎支原体通过吸入人咳嗽时发散出来的飞沫传播，需要有比较密切的接触才能传播。因为肺炎支原体的特有细胞膜结构，它对能作用于其他细菌的抗生素（如青霉素或阿莫西林）不敏感。大环内酯类抗生素，如红霉素、克拉霉素或阿奇霉素可以有效应对肺炎支原体。但其对阿奇霉素的耐药性似在增加，如日本有耐药菌株增加了 30% 多的报告。

苏菲得了中耳炎

"医生，您好，谢谢您啊，对不起我知道您快要下班了。您看，苏菲昨晚睡得很不好。她耳朵特别痛。现在好多了，我给她吃了布洛芬。可是，可怜的小东西，半夜真的疼得很厉害，在止疼药①起效以前，她疼得不行。"

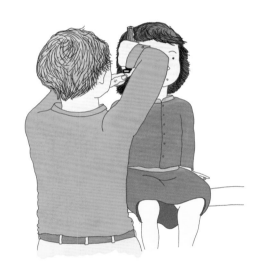

"她有没有发烧？"

"昨天晚上只有38℃，但是她感冒了一周，鼻子也塞得很厉害。"

"她耳朵老有感染吗？"

"没有，但是很早以前有过。她现在4岁了，上一次耳朵感染应该是她1岁多一点的时候。"

"我们检查一下吧。"

我们谈话的时候，苏菲乖乖地坐在妈妈的大腿上。她有些紧张，肯定不想来医院。

"苏菲，你和医生说'你好'了吗？"她妈妈把半靠着自己的苏菲扶着坐直了起来。她害羞地看了看我。

---

① 见世界卫生组织推荐的阶梯止疼药（http://en.wikipedia.org/wiki/Pain_ladder），可根据疼痛强度循序渐进地使用不同类型的止痛药。

"你好，苏菲！"

"医生，你好！"她细声细气地回答。

"你哪个耳朵疼？"

"这个。"她指了指右耳。

"好的，我们还是先看看那个不疼的耳朵，好吗？"

"好。"她转过头，她妈妈把她的头发向后理了理，露出了她的左耳。

"这儿，没问题。那我们看看右耳……嗯，耳膜鼓出来了，血管充血，后面还有脓肿，怪不得苏菲耳朵疼呢！"

再接着检查下来，我发现苏菲鼻腔堵塞得很厉害。

"医生，您觉得是不是得用抗生素啊？"

这个问题问得好。有研究表明，抗生素并不一定能减少中耳炎的发病时长和疼痛程度，中耳炎引发并发症的风险也很低，往往在 48 到 72 小时内症状就能消失，用不用抗生素都一样。

当然这不是说，所有的中耳炎都可以用一样的方法来治。1 岁以下的婴儿，或者中耳炎发病率较高的小孩，一直都被推荐使用抗生素。

苏菲现在 4 岁，没有中耳炎频发的病史。要知道导致中耳炎有各种原因，它可以由不同的致病微生物导致，包括各种致病性不同的病毒。门诊的时候，要鉴别这些个不同病因并不总是那么容易，所以关于中耳炎的研究有各种不同的结果，对中耳炎的处理方式仍有争议，医生的态度也不一样。换句话说，门诊的时候，医生很难肯定地对某个病人说可以不用抗生素就能治愈他／她的中耳炎[①]。

我的临床经验是，小孩第一次来看我时，有耳部疼痛、发烧、耳膜鼓胀发炎，耳膜后面有脓液的症状时，我会同父母讨论，如果家里离医疗机构不太远，就先不用抗生素治疗，在 48 到 72 小时后情况没有好转的情况下，就重回医院看，再给予治疗。第一次就诊时不马上用抗生素治疗的话也不危险。针对小孩的疼痛，可以给止痛药。

所以一般我会根据临床情况和家长讨论，告诉他们我的想法。在苏菲这

---

① 见插图：感冒时耳部变化、急性中耳炎时耳部变化

种情况下，我会考虑先进行治疗。

"好，那就这么办吧，她这么疼……"

"但是抗生素不会立刻减缓孩子的痛感，在最理想的情况下，苏菲会在24小时后感觉到药物起的作用。所以得确保她服用止疼药，比如对乙酰氨基酚或者布洛芬。这种情况下使用布洛芬效果更好。苏菲躺下的时候，痛感会更强，所以你们可以在睡前给她服用布洛芬，这样她可以睡得好些。"

我一般开高剂量的阿莫西林来治疗中耳炎，这样可以有效地应对导致中耳炎的常见菌类，比如流感嗜血杆菌、肺炎链球菌，也包括那些对阿莫西林有部分耐药性的细菌。苏菲得服用 10 天的阿莫西林。

"如果一切都正常，最好一个月后你们再来看一次医生，看看耳膜后面的液体是否消失了。有些时候，没有炎症的液体会滞留好几个月，影响孩子的听力，会对刚开始学说话的小孩造成影响。"

我告诉苏菲妈妈，不要忘记经常用生理盐水清洁鼻腔，这样可以通过咽鼓管去除耳膜后面的液体。

中耳结构截面示意图

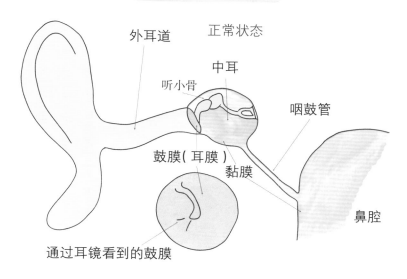

咽鼓管连接鼻腔和中耳，鼓膜后面是腔体，所以中耳内的气压是大气压。这些结构的内壁都有黏膜，可保证黏液通过咽鼓管持续流至鼻腔。

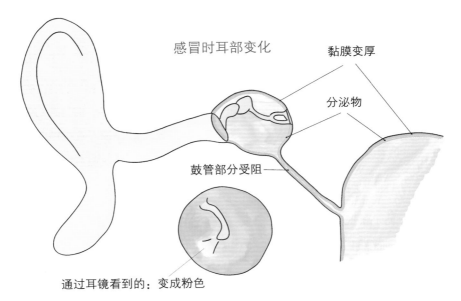

感冒时耳部变化

黏膜变厚

分泌物

鼓管部分受阻

通过耳镜看到的：变成粉色

　　人感冒的时候，呼吸道和咽鼓管黏膜变厚，黏液增多。这会影响中耳与鼻腔的黏液排流，导致中耳腔积液。

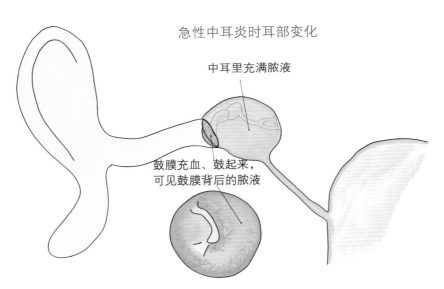

急性中耳炎时耳部变化

中耳里充满脓液

鼓膜充血、鼓起来，可见鼓膜背后的脓液

　　急性中耳炎通常发生在感冒消退时，此时耳朵成为微生物繁殖的温床。急性中耳炎发病时，鼓膜变红，鼓鼓的，血管扩张，脓液透明可见。

更多信息：

中耳炎和鼻窦炎

急性中耳炎是感冒的第一并发症，也是给幼儿开抗生素处方最为常见的病因。这种疾病在6个月至2岁儿童中最为常见。

因为中耳

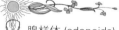

腺样体（adenoids）也叫咽扁桃体，是一种淋巴组织（像扁桃体一样）。它附着于鼻咽的后壁，位于软腭的中线处。咽鼓管口邻近咽扁桃体。有些儿童，在病毒和细菌反复感染的情况下，特别是细菌在扁桃体处过度生长，造成咽扁桃体肥大。局部炎症以及咽扁桃体肥大会妨碍中耳往咽鼓管的引流，也阻碍了鼻腔的空气流通，容易引起小孩打鼾、用口呼吸，导致急性中耳炎或非化脓性中耳炎。慢性腺样体肥大也会导致口腔发育异常，形成特殊面容。如果病症很严重的话，可用手术切除腺样体，就像切除扁桃体一样（通常需要耳鼻喉专家合作进行）。

炎很容易复发，所以它是导致幼儿手术的一个重要原因，手术有鼓膜通气管置放（通过手术穿过鼓膜置放一个引流小管。它可以引流鼓膜后面滞留的液体，以减少耳部重复感染）和腺样体切除手术。

中耳炎是儿童耳聋的第一致病因，它会引发儿童语言障碍，所以识别并给予治疗非常重要。

但是，大部分儿童患的中耳炎都是良性的，并能很快治愈。

除年龄因素外，容易引起耳部感染的常见因素有：性别（男童更容易感染）；幼年就有初次耳部感染的经历；成长环境周围有人吸烟；上幼儿园；营养状态不佳；家族中有中耳炎病史等。

相反，也有一些因素会起到保护作用，母乳喂养和肺炎球菌的疫苗接种

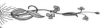

非化脓性中耳炎（或渗出性中耳炎 otitis media with effusion）：指因咽鼓管排流不畅，鼓膜后面有非化脓液体出现。这种情况会出现在中耳感染时，中耳感染后的很短的一段时间里，或出现在没有明显感染、但液体持续时间较长的情况下。液体可能会变得黏稠。鼓膜后面的流体长时间存在可能会导致幼童的语言学习困难，所以小孩耳部发炎后的跟进非常重要。如果三个月后鼓膜后液体仍然存在，可以建议鼓膜置管。

就能起到保护作用。当然，这并不是说这些儿童就不会得中耳炎。

得中耳炎的时候，鼓膜后面的耳腔里会有液体存在。当液体感染化脓了，耳膜发红、肿胀，还伴有疼痛或发热的时候，我们把这种中耳炎称为急性或化脓性中耳炎。当鼓膜背后的液体不化脓，没有感染性炎症，没有发热或疼痛，我们把它称为非化脓性或渗出性中耳炎。鼓膜内的液体可能持续数月存在，成为急性中耳炎和听力受损的罪魁祸首。

急性中耳炎与致病细菌有关系，这些细菌同其他细菌一起，平常寄居在鼻腔和口腔里。最常遇到的三种细菌是肺炎链球菌、流感嗜血杆菌和卡他莫拉菌。中耳炎也会由呼吸道病毒致病，尤其是呼吸道合胞病毒和鼻病毒。

正常情况下，连接鼻腔和中耳的咽鼓管能让中耳通气，并引流中耳分泌物[1]。

病毒感染后，比如感冒的时候，呼吸道黏膜分泌物改变了通气环境，并促使自然存活在这一区域的细菌加速生长。

因此，中耳的分泌物引流会更困难，给上述细菌提供了生长的温床，随后可能导致急性中耳炎。

年幼的孩子也更容易患中耳炎，因为同年龄较大的儿童相比，他们的咽鼓管更趋于水平状态。抗生素治疗急性中耳炎（指本文里定义的，有特定症状和体征的中耳炎），可以缩短病程，减少并发症发生的可能。一些专家协会，如美国儿科协会，也推荐用抗生素治疗急性中耳炎。

我也想提醒大家，不用抗生素治疗中耳炎，60%的中耳炎患者会在24小

---

① 见插图：中耳结构截面示意图

时内自愈，80% 的患者会在 3 天内自愈。虽然这些信息并不能让治疗中耳炎变得更简单，但是希望有助于家长在面对中耳炎时有种相对放松些的心态。

对于 2 岁以上的小孩，如果情况并不严重，我们可以考虑先不用抗生素，观察一段时间，中耳炎也可能自愈。

抗生素的作用相对缓慢，并且不能取代如对乙酰氨基酚或布洛芬等止痛药，如果需要，应该用这些药，尤其在晚上，痛感最明显的时候。

鼻窦炎是感冒的一种并发症，发病机制同中耳炎相似。

诊断鼻窦炎有可能很困难，除非患者有代表性的面部疼痛，并伴有发热、长时间的流鼻涕。感冒本身也会引发某种程度的鼻窦炎，但它能和感冒一起自行痊愈。

儿童鼻窦的成长是渐进式的，筛窦和上颌窦在出生时已经形成，婴儿时只有筛窦形成气腔（指其中包含空气）。4 岁时上颌窦气腔形成（同鼻子相通），5 岁时出现蝶窦，8 岁时额窦开始发育。

鼻窦气腔形成后，同诱发中耳炎的情况类似，气腔会被类似细菌占据。它们平常通过黏液纤毛系统保持无菌状态，但因为感冒，平常的状态改变了。

有免疫缺陷或纤毛功能障碍的儿童更容易患上鼻窦炎。还有其他因素可导致鼻窦炎，常暴露于香烟烟雾中和患有过敏性鼻炎的儿童更容易患鼻窦炎。

持续的或加重的感冒症状、发热，年龄较大儿童的面部疼

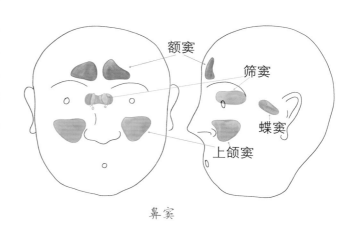

鼻窦

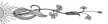

电子计算机断层扫描（CT）可能破坏含有细胞遗传密码的DNA。这种损害有可能在多年后导致癌症，年纪越小，风险越高。风险据估计是每做500~1000个CT有一例癌症。所以一定要根据相关风险正确地评估做CT的必要性和益处。

痛，都能成为诊断鼻窦炎的依据。鼻窦的拍片和做CT也能辅助诊断，但它们往往也不能给予明确的答案，要确定是否存在细菌性鼻窦炎是很困难的。

在诊断有时都难以确定的大背景下，目前还没有普遍接受的治疗鼻窦炎的方案，但是美国儿科学会（AAP）推荐对鼻窦炎给予治疗[1]。虽然50%的经过治疗的鼻窦炎可能不需要治疗便能痊愈，但这一建议是为了防止发生严重的窦炎，如筛窦炎或眶周蜂窝织炎的发生。

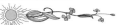

筛窦炎（ethmoiditis）是筛房细胞的感染性炎症。筛窦接近眼眶，而且侧壁非常薄，所以筛窦的局部感染可以很容易地转移到眼眶，引起眶周蜂窝织炎或眶蜂窝织炎，甚至颅内感染。

眶周蜂窝织炎和眶蜂窝织炎（periorbital cellulitis and orbital cellulitis）

眶周蜂窝织炎往往源于细菌性感染，由鼻窦炎（比如其中的筛窦炎）引发，或者由眼皮周围的皮肤感染引发。体征有眼睑肿胀（水肿）、发红。眼球的位置及移动、瞳孔反应没有异常。我们用抗生素来治疗这种感染。

眶蜂窝织炎是由感染（通常在发生筛窦炎时）引发的眼眶结构感染。眼球的位置和移动，以及瞳孔反应会部分的或全部受影响。这是种严重的疾病，需要住院予以监控，用抗生素给予治疗。

---

[1] 可参考：美国儿科学会有关鼻窦炎的建议 http://pediatrics.aappublications.org/content/108/3/798.full

爱丽丝的扁桃体发炎了

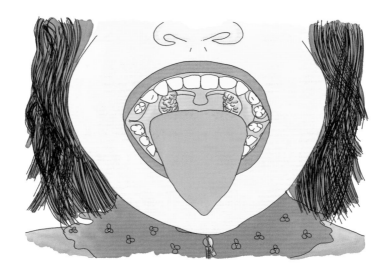

爱丽丝是我的新病人，我以前没看过她，妈妈陪着她准点到了门诊。

"医生，爱丽丝今年 11 岁了，她的嗓子很痛，快两周了。我最开始带她看了一位医生。他说爱丽丝扁桃体发炎很厉害，上面有白点，就给她开了阿莫西林 – 克拉维酸钾片。她照医生说的吃了抗生素，可是病情没好转，两天前又发烧了。"

"那位医生有没有做咽拭子？他有没有用一根小棉签去嗓子里蹭一下？"

"没有，好像没有。你记得吗，爱丽丝？"她摇了摇头。

做咽拭子可以让我们知道是不是细菌造成了嗓子痛，然后就知道用抗生素是不是有用。如果药用得对，抗生素应该对造成咽喉痛的这类细菌（一般是 A 组链球菌）是十分有效的。所以如果她还一直病着，说明很有可能她的病不是细菌性的，而是病毒性的。

爱丽丝的嗓子有点红，扁桃体很大，上面有白色脓点。她的脖子那儿有大的淋巴结。她的鼻子也有些塞。

我认为爱丽丝有病毒感染，病毒是 EB 病毒（EBV）或者是巨细胞病毒（CMV）。这种病常常被称作单核细胞增多症。爱丽丝并没有这种病的所有体征，比如她的脖子、腋窝或腹股沟地区没有发现肿大的淋巴结，脾脏也没有增大。

但是爱丽丝扁桃体发炎很厉害，用抗生素没有反应，发烧也差不多 10 天了，如果我没有看错的话，她的病很像单核细胞增多症。有些有明显单核细胞增多症的孩子，会发烧两周。但是这种病会慢慢地自行痊愈。

我们可以通过在血液里寻找 EB 病毒（EBV）和 CMV 的抗体来找到答案，如果结果是阳性的，我们知道是单核细胞增多症，病会自己好，没有什么治疗方法，但至少这样可以让人放心，知道长时间发烧的起因是什么。如果结果是阴性的，就得再找别的答案了。

"那还是验血吧，这样好一点，可以让大家都放心。" 妈妈说。

于是我们抽血化验看有没有免疫球蛋白 M，即 IgM，它是一种生病后短期出现在血液里的抗体，可用来确认最近的感染。几天后，结果出来了，爱丽丝体内确实有针对 EB 病毒的免疫球蛋白 M 抗体。

爱丽丝的状况逐渐好转，最终一切回归正常。

单核细胞增多症的典型体征

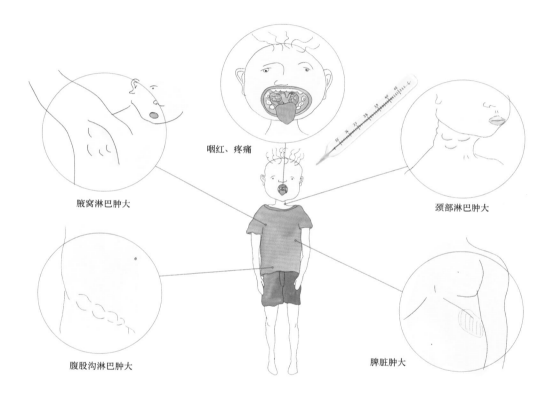

腋窝淋巴肿大

咽红、疼痛

颈部淋巴肿大

腹股沟淋巴肿大

脾脏肿大

　　单核细胞增多症的典型临床表现如同咽炎，伴有发热、疲劳，颈部、腋窝和腹股沟淋巴肿大，也会出现脾脏肿大。

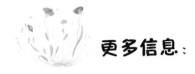

更多信息：

单核细胞增多症

单核细胞增多症是一种自限性传染病，临床表现有咽喉发炎、嗓子痛，淋巴结和脾脏肿大，患者疲劳、发热等。

这种病的初次感染往往由爱泼斯坦－巴尔病毒（EB病毒）导致，但类似的综合症状，也可由其他病原微生物引起，包括巨细胞病毒（CMV）、弓形虫、腺病毒、艾滋病毒和传染性肝炎病毒。

EB病毒是疱疹病毒家族的一员，由它产生的原发感染有时特征极为明显（如牙龈、嗓子红肿，舌头溃疡，口水很多）。感染者将终生携带该病毒，平常没有明显的病症，但会间歇性地排出病毒。

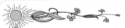

巨细胞病毒（CMV或者 *Cytomegalovirus,*）是疱疹病毒家庭的一员，只能感染人类。巨细胞病毒，就像疱疹病毒或EB病毒一样，会被终生携带。巨细胞病毒是由呼吸道和口腔黏膜传播。

这种感染常见于各年龄和社会阶层，但初次感染的年龄因地点和生活习俗不同而各异。产妇感染率高且母乳喂养的家庭，以及送婴儿上育婴所的家庭，孩子被感染的年龄就更早。

这种感染发生在婴幼儿身上，往往容易被忽视，但能产生单核细胞增多症，类似EB病毒感染的情形。在免疫功能正常的人的身上，经过自限性急性感染后，病毒进入潜伏阶段。该病毒在免疫系统受损的患者中（如癌症或艾滋病患者），会自我激活，造成重疾。

巨细胞病毒广为人知，因为它能产生先天性感染，对新生儿造成严重的神经系统后遗症。先天性感染的发病率似与孕妇所在区域有关，孕妇巨细胞病毒血清阳性较高的地区发病率更高。

几乎所有的成年人都携带 EB 病毒，这就使得该病毒极易传播。

EB 病毒的传播是通过黏膜分泌物，尤其是鼻子和口腔的分泌物。但是，这需要与受感染者的黏膜分泌物密切接触——传播不是通过空气或和受感染者接触的物体表面来进行的。

不同年龄的儿童，发病时会有不同的临床表现。年龄较大的儿童和青少年易有单核细胞增多症的所有典型体征。4 岁以下的儿童发病时，看起来往往像是病毒性呼吸道感染，流鼻涕、喉咙发红，偶尔也有多处淋巴结肿大；但有时也可能会有典型的临床表现。

与 EB 病毒接触后，青少年的发病潜伏期有 30~50 天，但年幼的孩子要短些。

患者会高烧、疲劳、头痛、嗓子疼痛厉害。患者还会出现咽红、扁桃体肿大，往往覆盖着白色薄膜。高热常常持续 7 天以上，甚至多达 14 天。我们会发现患者颈部的淋巴结肿大，而在腋窝和腹股沟区域相对较少有淋巴结肿大，脾脏常肿大。在这种情况下，我们往往建议患者避免进行有身体接触的运动，减少发生外伤性脾脏破裂的风险。

实验室化验常常发现患者白细胞数量最高可达 20000/mm³。这些细胞的一部分会是非典型的淋巴细胞，也就是说，同普通淋巴细胞相比，它们的细胞较大，细胞质更多。单核细胞增多症的名字就来源于这种受感染细胞，但这种非典型的淋巴细胞并不只出现在单核细胞增多症发生的时候。

单核细胞增多症的正式诊断可以通过检测是否存在免疫球蛋白 M（IgM）的抗 VCA 抗体来确诊，它们在血液中的最高值出现在患病的头两个星期。

针对 EB 病毒感染，目前没有有效的治疗方法。好在绝大多数情况下，病情会自发地向好的方向发展。

对于有免疫缺陷的人，EB 病毒是好几种类型的肿瘤、癌症和重病的罪魁祸首。但目前还没有针对 EB 病毒的疫苗。

如果有人患了单核细胞增多症，他同时又用了阿莫西林或氨苄青霉素（氨苄青霉素药效等同于阿莫西林，为注射用药），他极有可能出现皮疹。这种情况很普遍，因为病人被 EB 病毒感染时，主要临床表现为咽炎，所以医生极容易将它判断为细菌感染，没有用咽拭子或做培养，就开出抗生素氨苄青霉素或阿莫西林。而 EB 病毒和该类抗生素以及免疫系统相互作用会导致皮疹的产生，但这种皮疹会自行消失。碰到这种情况时，也要注意排除皮疹不是药物过敏所致。

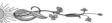

弓形虫，也称刚地弓形虫（*Toxoplasma gondii*），是原生动物。弓形虫感染是通过口或母婴传播发生。弓形虫会锲而不舍地终生居留在受感染的细胞内部，在宿主各种组织中生长。人在弓形虫发育的两种不同阶段时食入被弓形虫污染的食品，会被感染。一是吃了夹有包囊的生肉或加工肉（如火腿、肉肠、风干肉等）；二是吃进被猫的粪便污染、有卵囊的水果和蔬菜。免疫力正常的孩子感染后可能没有症状，或者可能出现多处淋巴结肿大，就像患了单核细胞增多症的症状；或者取决于被感染的器官，会有其他症状。对免疫功能低下的儿童或新生婴儿，可能会出现弓形虫感染急性暴发。孕妇被感染可引起胎盘感染，造成胎儿视觉障碍（视网膜脉络膜炎）和神经系统障碍。孕妇的原发感染，特别是在怀孕早期，可能给胎儿造成后遗症。通过检测血液中弓形虫抗体可以确定孕妇是否有风险。如有风险，可以预防治疗。预防感染的方法（尤其是对没有免疫力的孕妇）有：1. 避免与猫及其粪便接触（包括儿童玩耍的沙土）；2. 食用前清洗水果和蔬菜；3. 避免生肉与口和眼的黏膜发生接触；4. 避免食用未煮熟或未经高温消毒的肉、蛋、奶或蔬菜。

小宝怎么老生病！

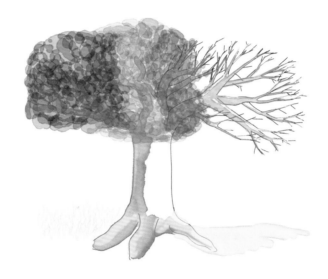

　　"医生，小宝老是生病！都好几个月了，他不停地流鼻涕，咳嗽。哎，我都不记得他什么时候开始病的了。"

　　"可能是九月份。"

　　"对对，九月或者十月，秋天的时候。"

　　"对，而且他还时不时地发烧。"

　　"啊，对，我差点忘了，这段时间，他差不多一个月发一次烧。"

　　"他是不是有时好些？一个月有那么一两周好些？"

　　"啊，可能，有那么几天他不咳嗽了，可时间都很短。他老是不停地流鼻涕，一咳起来，就变得更糟！简直没法说了。"

"告诉我，您觉得他像生病的样子吗？我是说，他玩得好吗，吃得好吗？"

"哦，他玩得好，吃得好，有劲得很！当然，除了他发烧的时候。"

"他有没有呼吸困难的时候？"

"他鼻子晚上老是堵着，有时会醒过来。他咳嗽厉害的时候，睡得也不好。"

"那他有没有呼吸时看起来很难受的样子，或发出哮鸣声？"

"没有，要不我们早来看您了。"

"当然，小宝现在几岁了？"

"他两岁半了。他从去年秋天开始上幼儿园了，他很喜欢。"

"小病毒们也很喜欢幼儿园。"

"怎么，您认为他的免疫力有问题？"

"没有，两岁半的孩子，和同学们一起玩，会互相交换不少的病毒，他们这个年龄段就是这样的。"

"您不认为他缺维生素吗？他老这么生病！"

"说起来，他有可能缺维生素 D[①]，因为现在是冬天。人在冬季维生素 D 相对缺乏，可能会对免疫系统有一定的影响。"

"但是其他方面，小宝完全正常。在他的这个年龄段，孩子冬季有一半的时间在感冒，有时甚至更多。您知道，小孩子一感冒起来，持续的时间往往会长达 15 天左右，一年有 8 次感冒是很正常的。也就是说如果把生病时间一段一段加起来，这个年龄段的孩子一年有 4 个月的时间在生病。"

"另外，感冒主要发生在冬季，很容易给人孩子在不停生病的印象。我认为，不像您担心的那样，孩子没有别的什么问题。当然，我们要检查一下。"

"现在我来回答您说的免疫系统的问题，感冒（也就是说流鼻涕、咳嗽，有时伴有两到三天的发烧）是正常人都会得的病。可是，如果在幼儿阶段小孩出现了感染引起的重病（如肺炎、尿路感染、脑膜炎等），特别是如果在生命早期发生了几次，那就该怀疑孩子是不是有先天身体发育上的或免疫上

---

① 见：钙和维生素 D

的异常，那样可以解释疾病复发的缘由。我想小宝的情况不是这样的。"

"您不认为他有哮喘或者过敏？"

"有可能，因为长期咳嗽是哮喘的常见症状。过敏性鼻炎会导致流鼻涕。况且过敏的时候也可能会出现哮喘。"

"啊，那可能是这个啦！"

"有可能，但是可能性很小。在他这个年纪，在您刚刚描述的情况下，频发的感冒是正常生活的一部分。反过来说呢，过敏性鼻炎比较常见于在校学生，多发于比小宝年纪大些的小孩。"

"关于哮喘的问题，您说小宝感冒的时候只听到他咳嗽，从来没有听到哮鸣声，也没见到他呼吸困难，那就先不用考虑哮喘。而且，哮喘的特点是细小支气管发炎，如果是那样，医生应该在肺部听到不正常的呼吸音。"

讨论之后，我给小宝做了检查，小宝的呼吸音完全正常，所以最有可能的是小宝先后初次感染了不同的感冒病毒，所以他对这些病毒还没有产生免疫力。病毒有上百种，得要好几年他才能接触到大部分病毒，也就是说要花上好几年时间，他才不会在碰到每种病毒的时候都生病。

我再强调一遍，感冒是能自行痊愈的疾病。为了让孩子舒服，只要有规律地用生理盐水清洁鼻子就可以。如果咳嗽严重干扰了睡眠，可以在晚上给他吃止咳药。如果孩子烧得很厉害，可以给孩子服用对乙酰氨基酚或者布洛芬退烧就行了。

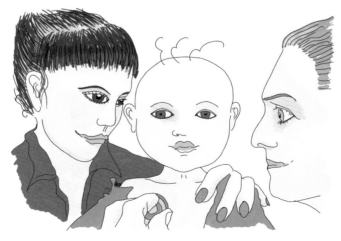

感冒还是肺炎？
您是我们看的第 4 位医生！

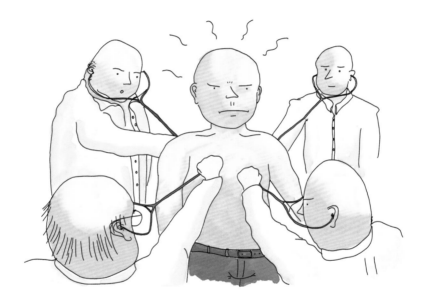

　　"啊，真有意思，您见了 4 位医生！您是记者吗？是在准备写一篇关于医生的稿子吗？那肯定很有意思！"

　　"不，不是，医生，您搞错了，我儿子病了两天了，我们到处看医生。"

　　"哦，有意思……和我说说有什么问题吧……"

　　"我儿子生病了……"

　　"您告诉过我了，但他到底有什么问题呢？"

　　"啊，医生，是您得告诉我他有什么问题！"

"对，我是说，您担心什么？"

"是这样的，我儿子烧了两天了，可我不知道他为什么发烧。"

"他流鼻涕吗？"

"对，他还咳嗽。"

"好，知道这些就已经不错了。"

"什么，严重吗？"

"我不知道……看看吧。"

"第一个医生还没看我儿子，就要验血，后来他拿着验血报告，见了我们就说我儿子有血感染，得马上住院治疗，要注射抗生素。"

"哦，是吗？我可以看看化验报告吗？"

"您看……"

"每立方毫升 12000 个白细胞，C 反应蛋白（CRP）每升 20 毫克……您的小家伙在诊疗室里是不是状态很不好，把那位医生急成了这个样子。"

"您说什么？"

"我是说您的孩子在看医生的时候肯定是软绵绵地躺在您的怀里的吧？"

"没有，没有，他在走廊里和别的孩子玩呢。您知道，我们在那儿等了很久。时间倒没什么关系，反正是为了孩子好。我们只有这一个孩子，您知道。"

"我明白，我明白。好，那之后呢，发生了什么事，他开了抗生素吗？"

"等等，还没说完……"

"后来我们走了，没打抗生素。因为我感觉孩子没病得那么厉害。我不太相信那位医生，我不认识他，而且他几乎看都没看我儿子一下。"

"所以你们去了另一家医院，想听听别的医生的说法。"

"当然啦，我们都不知道孩子的病在哪里，可那医生说很严重！"

"然后呢？"

"在第二家医院，哎呀，那人多得不得了！"

"别人的想法肯定和你们的一样……"

"您说什么？"

"听听别人的意见，您继续说吧，我不该打断您。"

"又叫我们验血，哦，可惜，我把化验结果忘在包里了，结果是白细胞比前一次还要高。医生检查了一下，说是咽炎。让我们打吊针，要输两个小时的液，然后回家继续用头孢克洛口服悬浮液。我带来了，您看，就是这个草莓口味的药水。"

"这瓶子可爱得很，不是吗？看起来像糖果瓶子。"

"我们不想让他输液，就回家了。我们给他喝了两次头孢克洛口服悬浮液。"

"之后好些吗？"

"哦，没有！他又发烧了，用耳朵温度计量了一下，有38.5℃。用手摸感觉烫得很！"

"所以你们就去找第3位医生了……"

"是啊，那个时候已经很晚了。可怜的小家伙都睡着了。"

"就是啊，哎，反正医院里还有不少人，我们还碰到了白天在医院里的小朋友。和他一样，那个小朋友也睡着了。哎，至少不光是我们在那儿，我们还和他爸妈聊了起来。"

"哦，第3位医生说什么了？"

"他说是肺炎，得马上住院，得用抗生素。可是他几乎都没怎么听他的肺，他还说默默没得咽炎。"

"所以您就走了，到我们这儿来了……"

"是啊！我心说，这次就得来和睦家医院，就算贵也不管了。"

"荣幸荣幸！"

"到医生这儿来吧，默默。你晚些再玩。来这儿，医生要给你检查一下。"

"我知道,他想玩。没事,默默,你可以待在这儿,接着玩,我来听听你的肺,看看你的嘴巴、耳朵。来，看看，等等，这一下别动啊……好了，现在看耳朵，耳朵里面是不是有只大象啊？"

"耳朵里没有大象！"

"说得对，默默，大象太大了啊！你知道的，对不对？"

"医生，怎么样啊？"

  孩子生病怎么办？

"他呀，他感冒了。他流鼻涕，嗓子有点红，肺很正常，耳朵也正常。"

"啊，我就是这么想的！那发烧呢？"

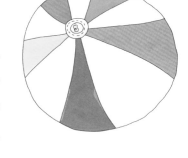

"烧会退的，您不用担心，跟着感觉走。"

"我是说，他用了抗生素，可还是发烧。"

"不用抗生素，烧也会退的。因为抗生素对病毒性疾病是没有作用的。所以他用了抗生素，也还在发烧。"

"那发烧的事怎么办，烧怎么退呢？"

"烧自己会退，但是要等一段时间。一般来说，孩子会发 3 天的高烧（38.5℃以上的），也就是发烧 72 小时。默默现在已经发了 48 小时的烧，所以还得等一等。"

"您是说让他发烧，什么都不做吗？可是他发烧的时候，太让人担心了。"

"我没说什么都不要做，我只是说抗生素对病毒引起的发烧不起作用。如果孩子感觉不舒服，您可以给他对乙酰氨基酚或者布洛芬来退烧。我可以向您保证，他的脑子不会被烧坏的①！"

"是，我们就担心这个。"

"我知道，所以我告诉您……"

"那嗓子红怎么办？"

"他的红嗓子和流鼻涕一样会好的，但需要时间，一般要 15 天。"

"所以如果烧到 39℃，我们再来找您对吧？"

"您可以来找我，可是我刚和您说了，几乎可以肯定，他今晚还会烧到 39℃，因为这是很典型的情况。你们真正该关注的是他的全身状况——如果他像今天一样，状态挺好——我想您不会反对我说他今天算不上很不舒服的样子吧——您只要在家观察就可以。如果您看到他不想玩了，不想吃了或者

---

① 见：发烧把脑子烧坏了？

发烧超过了感冒通常有的 3 天的时长，那就得再回来。"

"啊，好，谢谢！那抗感冒的药呢？"

"对了！他不需要别的药，只要用对乙酰氨基酚退烧，用生理盐水来清洁鼻子，保持鼻子畅通就行。"

"那痰呢？他咳嗽的时候有很多痰。医生说他有肺炎，有痰的话……"

"哦，对，肺炎的问题……得细菌性肺炎的孩子往往精神状态不好，而且发烧时间更长（发烧 5 天，甚至一周的时间）。默默情况挺好，肺部正常，他已经发了 48 小时烧，流鼻涕……也就是说他有感冒的症状，万一他精神状态逐渐变差，或者发烧时间更长，那我们再来看他是否有肺炎。"

"可是验血说有感染呢……"

"哦，这化验结果目前没什么价值。问题在于有的医生往往没有任何临床依据就去验血。如果白细胞超过了正常值，即白细胞在 10000/mm^3 以上，医生就认为是细菌感染，就开抗生素。这种情况太常见了。"

"事实上，我们有时会碰到病毒引起的感染，会让孩子的白细胞数值达到 20000/mm^3。所以不能仅靠白细胞数值就诊断是细菌感染。"

"要做出正确诊断，我们应该先了解孩子生病的总体情况：发了多久的烧，在家状态怎样，再做身体诊查，看看有什么体征（比如流鼻涕）。如果在咨询和诊查后我们还有疑虑，我们可以做补充检查，比如抽血。可惜的是，很多医生，或者说医疗体系使得他们不得不颠倒了来做，把情况弄复杂了……孩子其实就是感冒。"

"可是验血有感染啊……"

"是，那是由感冒引起的。"

前面这个小故事讲到了家长们上医院经历的一些有意思却又无奈的体验，其中谈到了以下几个问题：

● 有没有必要为了同一种病去看几位医生，而且每次都是不认识的医生？

● 孩子发热时，有没有必要不管什么时候都带他去医院？

● 有没有必要每次看门诊都要验血，是否验了血就让人放心？

● 什么时候用抗生素才好？

因为感冒，默默和爸爸妈妈去看了四位医生，他本来可以待在家，也许一位医生都不用看，病就会自己好。他还莫名其妙地吃了抗生素，说不定在医院的候诊厅里还感染上了别的病毒。

问题是：家里没人知道什么时候得去看医生，什么时候可以待在家里；没人知道，稍微等一等感冒就自己好了。似乎很多家长都无法相信自己的本能和直觉，事实上，现代人患严重细菌感染的可能性越来越小了——孩子们有疫苗的保护，营养状况好，又生活在干净的城市环境中。

如果家长看到小孩很明显是感冒了，他能自己玩耍，就算发热的时候没劲儿，也不用特别着急；应该相信自己的眼睛——只要他能玩，吃得还行，情况稳定，那他应该没什么事。

医院的作用当然也很重要：如果门诊判断是普通感冒，就没有必要做补充化验，也不要用抗生素。

医生的职责是同家长一起评估临床状况，诊查孩子，决定是否需要做进一步的化验，并且给家长解释化验结果能告诉我们什么，又有什么局限性。然后医生给家长解释自己的诊断，并告诉家长治疗计划。医生也得细说疾病的正常演变过程，解释病童当时的疾病体征。所有这些都需要时间，时间会因病不同有长有短。一个简单的病例，诊查下来前后最少需要 20 分钟。

患者还没和医生见面，却直接被送去验血，我认为那是医疗过失。只有在问诊、诊查之后，才能进行化验检查，除了在某些特定案例下；只有先经过门诊诊查后，才能决定是否有必要进行化验，进而才可以对实验室的化验结果进行诠释；化验是为了加强诊查的特定性，也就是说是为了增强门诊正确诊断的可能性而做的。如果医生没有看病人，不了解病人的临床病史，当验血的结果出来的时候，医生极有可能片面地被验血的结果影响。一个小孩流鼻涕，却能到处跑，即使他的白细胞到了 20000/mm³，那也说明不了什么。相反，一个小孩反应迟滞，即使白细胞只有 12000/mm³，那也该让人焦虑。换句话说，应该是临床病史和门诊诊查让我们决定是否需要进行化验予以补充，我们要避免面对这样一种情况：化验单上的结果显示有重症，而事实上疾病是良性的，孩子能自然痊愈（例如病毒性呼吸道疾病）。如果只看化验结果，我们很有可能对没有重病的人进行重症治疗，这样会对孩子造成不必要的伤害，所以一定要从临床诊查着手。

忽略临床症状而直接验血，极可能造成诊断错误，进而给出不正确的治疗方案（常常是开出毫无必要的抗生素）。在默默的这个故事里，家长并没遭遇什么严重的后果，可是他们耗费了不少财力、精力和人力。这个例子也让人看到了医学不那么光明的一面。

同样的道理，因为寻诊过程中见不到符合逻辑的思路，家长不清楚为什么要这么治疗，对疾病的理解也很模糊。

有人会说是家长要求验血。事实上很多医生或医院每次都要病人验血：这样做的结果很容易误导病人，让他们以为每次看医生都得验血。这样一来，人们怎么还能对医生的专业知识给予信任呢？既然医生或医院要病人一来就验血，而不管医学上的逻辑，那对医生而言，是在损害自己的职业，让自己变得无用。医生正在把病人对自己的信任摧毁。

这种行医体制是一种自戕的体制，它也没法让医生好好治病。

如果病人认识自己的医生，情况就会有所不同。

首先，病人会通过同医生的接触做出自己的判断，进而建立信任关系。对医生的信任会改进病人对治疗和疾病的态度。

其次，医生也会慢慢认识病人和他的家人，这对了解病人的医疗问题很重要，也有助于医生了解这个家庭对疾病的态度。这些都会有益于医疗护理

  孩子生病怎么办？

的持续性。

　　医生也会愿意在病人家庭能够接受的范围内，让病人面对疾病时更加自主。病人自主能让他们知道什么时候应该去看医生，避免没必要的跑医院（尤其是在晚上），避免没必要的实验室化验、治疗和多余的痛苦。这样也可以减少医生看同一位病人的次数，减少病人看病的时长，使更多人得到治疗。

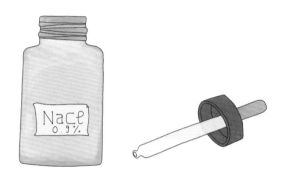

皮疹和溃疡

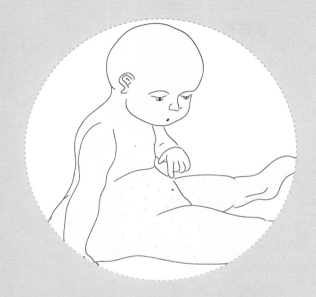

　　在儿科门诊，医生常会碰到各种皮疹和溃疡，除了极少数情况外，这些皮疹和溃疡大都是由病毒引发的良性疾病。

发烧和皮疹

玫瑰疹（幼儿急疹）

他发烧了，

是第一次，

第一次啊，才八个月啊医生！

让人担心啊！

他玩，他吃，

当然他也闹，

是，没错，

他平常也差不多这样。

一天，两天，三天，

烧得这么高，

可也看不出别的不对劲，

我可怎么办？

连鼻涕也不流，

咳嗽也就咳个三五声。

今早突然不烧了，

他跑，他玩，他吃，

我想一切过去了。

可您看，医生，

他身上竟全是包包！

当然了，女士，
他发玫瑰疹了，
上学前的孩子，
总会得幼儿急疹!
来，别担心，
看他笑得挺开心!

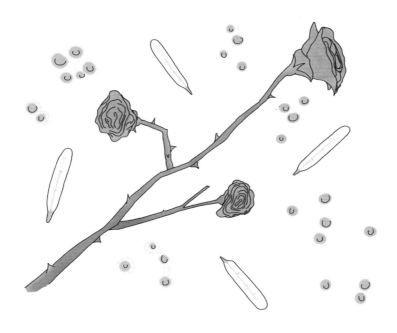

更多信息：

玫瑰疹

玫瑰疹也称为"突发疹"或"第六病"，俗称幼儿急疹。它是病毒感染的一种临床表现，由以下两种病毒引发：人疱疹病毒6型（HHV-6）和人疱疹病毒7型（HHV-7）。

由人疱疹病毒6型致病的玫瑰疹常见于6～9个月的婴儿；由人疱疹病毒7型致病的玫瑰疹则要晚些，常见于2岁左右的儿童。几乎所有的孩子在2岁左右都已和人疱疹病毒6型有过接触，3/4的儿童到6岁的时候有了人疱疹病毒7型抗体。病毒在人体内处于潜伏状态。

感染了人疱疹病毒6型后，出现症状时，典型特征是突发高烧。在玫瑰疹的典型情况下，发热通常持续72小时，退热时，不规则粉色丘疹开始出现在躯干上，并延伸到脸部。疹子会持续出3～4天。其他的疾病体征可能包括流鼻涕，喉咙、耳膜和眼结膜充血。人疱疹病毒6型也可导致超过6天的持续发热，并且没有明显的皮疹。

玫瑰疹大都是良性疾病，几乎所有的婴幼儿都会得。人疱疹病毒6型感染最常见的并发症是发热时出现的惊厥[1]。

在日常实践中，没有什么具体方法可以鉴别感染，玫瑰疹的诊断有赖于临床评估。一般治疗规则是，没有并发症就不需要治疗。

---

[1] 见：发烧把脑子烧坏了？

嘴里和手上长包了：手足口病

冬去春来。随着气温的升高，感冒越来越少。然而，疾病似乎也进入了新的轮回：长包包的季节到来了。

大约是在三月中旬，一对父母带着他们的孩子来到我的诊室。每次出皮疹的时候大家总觉得有些意外：过了一年，又经过了一冬的感冒，我们忘了小孩以前也长过包包。

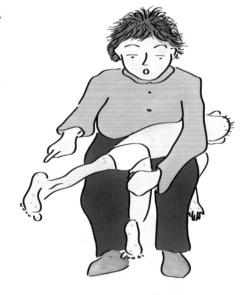

"医生，看，他一手都是包，这儿，那儿，那儿，看，还有脚上。"

可怜的小家伙都还没有时间反应，就已经被倒腾得四脚朝天，袜子也丢了。

"连屁股上和手臂下面都有。最糟糕的是他的嘴！看！把嘴张开，让医生看看。全是溃疡！我们得怎么办呢？医生？我担心他有手足口病。"

"没错，这就是名副其实的手足口病，别的病还冒充不了呢！"

"啊，我担心的就是这个！学校里已经有个小孩得了手足口病。怎么这么快就轮到他了呢！"

"就是，运气不好……"

"那……挺糟糕的吧？"

"哦，没有，没有……反正，大部分情况下都没事。"有时候我喜欢轻轻地逗逗有些焦虑的妈妈们，"好，那我能怎么帮您呢？"

"什么！没有办法了吗？那太恐怖了！"

"不是没有什么办法，是它自己会好的！绝大部分情况下，这种病就像感冒一样，没什么严重侵袭性，是肠道病毒闹的。"

得这种病的小孩胃口往往不好，肚痛、拉肚子、呕吐，还会发烧。像得别的病时一样，一定要注意孩子的总体状况：有点病是一回事，总体状况越来越不好就是另一回事了，要那样，就得赶快去看医生了。

从三月到十月，好几种病毒会在人群中循环流转，一个孩子身上可能发生不同的感染。在疾病的不同阶段，相关症状或体征可能会有不同的轻重表现。

手足口病的主要问题在于EV71病毒，这种病毒和流行性的临床重症（如神经和呼吸问题）挂上钩了。媒体常报道那些重症的手足口病患者，造成了

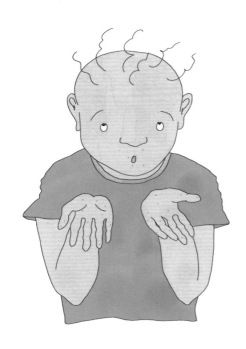

这种病总是来势汹汹的印象。这种疾病可能会突然一下变得很严重，除了这点外，其他的没什么特别，也没法让人判断出小范围的流行病会出什么大问题。因为没有什么切实可行的办法可以在人群中跟进这种病毒的走向，何况好些别的病毒也有同样的临床表现。EV71病毒也并不总是有重症临床表现。

政府的做法是对每例手足口病例进行记录，以避免可能感染病毒的人同他人或相互间的接触，特别是关闭那些已发现病例的学校。这种隔离的长期有效性让人怀疑，但是这种措施

在短期内可能会减少发病案例。理想的状态当然是用疫苗来应对危险的肠道病毒株。我们已经有一种疫苗应对另一种肠道病毒，那就是针对脊髓灰质炎病毒（即小儿麻痹症）的疫苗。

总而言之，孩子们在成长的过程中，会逐渐碰到绝大部分致此类疾病的病毒，会形成自我免疫，等他们碰到被这类病毒感染的人时，就不再那么容易生病了。

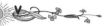

EV71 型或肠道病毒 71 型（enterovirus 71）：在亚洲发生某些肠道病毒流行病时，有些患脑膜脑炎或有严重呼吸系统疾病的孩子被发现携带有 EV71 病毒。受感染儿童往往在 5 岁以下，并出现手足口综合征。受感染的儿童表现出不正常神经系统体征（异常的身体运动，眼球转动异常，走路轻飘飘）。在最严重的情况下，儿童呼吸衰竭，继而出现肺水肿，迅速死亡。这种情况的出现，似乎至少部分原因是免疫系统对病毒反应异常的结果。

更多信息：

肠道病毒

肠道病毒种类很多，它们的共同点是在消化道里繁殖，并通过消化道来传播病毒。感染发生的时候，这些病毒可以扩散到全身，除了可能造成消化系统问题，还会引发各种各样的临床表现。

肠道病毒是个大家庭，其中有肠病毒EV71型，它是亚洲大部分严重肠道病毒感染的罪魁祸首。肠道病毒感染会以多种不同的疾病形式出现，最为人所知的是手足口病。

肠道病毒一年四季都会传播，但在夏季和秋季，发病人数更多。在疾病高发季节，估计1/3，甚至一半以上的幼儿发热性疾病源于肠道病毒。

肠道病毒通过粪－口传播①，通过呼吸道分泌物，以及被分泌物污染的对象传播（该病毒可以在一段时间内，保留在物体表面）。易感个体所处的公共场所（幼儿园、学校、家庭等）也能传播病毒。换尿片时大便里的病毒会污染人的手、纸张或台面等物，进而传播病毒。

肠道病毒的潜伏期虽然很短，时长为1～6天（取决于病毒的类型），人们却发现，即便是症状已经消失的儿童，肠道病毒都可以在他们的呼吸道分泌物中停留长达3个星期（从病发开始算起），它们在粪便中可停留的时间长达11个星期。也就是说，孩子虽然不再生病了，但仍然能够传播疾病！

---

① 粪－口传播是致病微生物传播的一种方式，它们经由宿主的粪便，通过口腔和呼吸道传播到另一宿主。

肠道病毒感染常常是良性的，所以不需要特别治疗病人就能逐渐好转。但是，有几种肠道病毒株在极为少见的情况下，会同严重的、有时甚至是致命的疾病相关联。这种重病发生时，小孩免疫系统的反应缺陷会呈现出来。年幼、受寒、营养不良、携带某些 HLA 基因等等因素都同疾病产生的重症有某些关联。

被肠道病毒感染后，大多数孩子的情况是这样的：要么几乎没有临床症状；要么发热，没有别的特别体征。但是疾病的症状和体征也有可能是各式各样的，除了发热还包括咽痛、腹痛、头痛、腹泻、呕吐、各种皮疹或口腔疱疹、流涕等。发热通常会持续 3 天（但有时

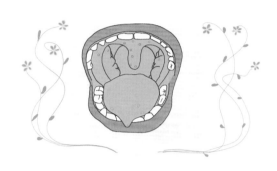

更多），也有可能分为两个阶段（发热 1 天，停 2 ~ 3 天再发热）。

手足口病是肠道病毒最典型的一种感染表现形式（致病病毒是柯萨奇 A16，但还有其他肠道病毒，其中有 EV71）。患者嘴部周围出现丘疹或红色小水疱，手、足和臀部也有，嘴里出现溃疡。皮损一个星期左右消失。这种疾病通常是轻微疾病。

疱疹性咽峡炎（致病病毒是柯萨奇病毒 A，还有其他病毒，包括 EV71）常表现为高烧（3 ~ 4 天），喉咙痛得厉害。上腭可见疱疹（底部红，顶上黄色）。也有可能腹痛。

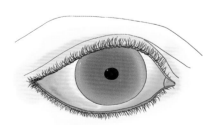

还有其他的情形，包括某些特定的或不常见的情况：

出血性结膜炎（致病病毒 EV70 和柯萨奇病毒 A24）：主要常见于学龄儿童和成人，一般两个星期痊愈。

脑膜炎：对幼儿和婴儿的影响尤为

严重。肠道病毒是病毒性脑膜炎最常见的致病因。在绝大多数情况下，这种病毒性脑膜炎都有良好的预后。

各种神经系统问题：由多种病毒包括 EV71 病毒引起的神经系统问题（如脑炎，瘫痪）。如果是 EV71 病毒致病，大部分感染儿童会有手足口疾病或疱疹性咽峡炎的表现。5 岁以下的小孩是严重神经系统疾病和呼吸系统疾病的高风险人群。

脊髓灰质炎病毒是一种肠道病毒，尤其对神经系统有影响。

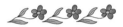

洗手，并注意避免与粪便的接触，可减少病毒的传播。

卫生部门建议上报病例，用记录流行病的方式记录所有临床病例，为的就是防止特别血清型导致的潜在重病传染他人。

小孩脸蛋特别红，身上长包，还发烧

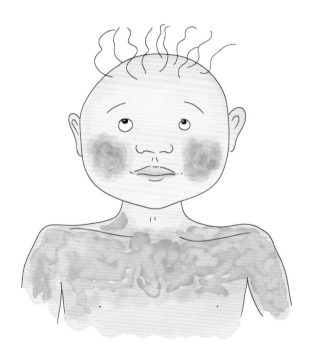

　　作为儿科医生，我们要花不少时间和各种包包打交道。很多时候，我只能对家长说："看起来像病毒引起的包包……"这个时候，我们眼前的小家伙通常发着点烧，鼻子有些塞，还有点闹。

　　有些包包，或疹子（包多的时候），比别的包包特征更明显。在那些比较容易识别，但又没有麻疹和水痘那么广为人知的疹子里，有一种是由细小病毒 B19 引发的，这种病毒最常见的临床表现是传染性红斑，也叫第 5 病。

受这种病毒侵袭的孩子会流鼻涕、咳嗽和发烧，但是最引人注目的是孩子脸蛋特别红，有时肿大或红得不规则，好像孩子被抓了似的。孩子手臂上往往也有小包包出现，还会上行到肩膀和背的上部分。有时在孩子的大腿上也能发现包包。当然，疾病的常见体征可能会更隐蔽，甚至什么体征也没有。

这种疾病往往是温和的，通常会自行痊愈。

在极为少见的情况下，因为骨髓制造的红细胞不足，这种病毒可能会和贫血（即红细胞减少或者红细胞里的血红蛋白减少）有某种关联。如果小孩天生血红蛋白结构异常或红细胞异常，当被细小病毒 B19 病毒侵袭的时候，有发展成暂时性贫血的风险。所以家长得特别注意孩子是否容易疲劳或者有不正常的苍白等体征。

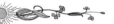

贫血是指血液中的血红蛋白浓度降低（血红蛋白是红细胞内运送氧气的蛋白质），贫血的原因有多种，比如红细胞数量减少，或者红细胞尺寸缩小等等。贫血使得血液输送氧气到组织的能力下降。

因不同年龄组的血红蛋白数值相差不少，以年龄分类的血红蛋白值和红细胞尺寸的表格被建立起来供人们参考。这样一来，就不会出现差错。因此，人们能辨认出 2 ～ 3 个月的健康婴儿的生理性贫血（也就是说，并没有真正的贫血，不需要采取任何措施）。

贫血发生的时候，因等量的血液里含有更少的血红蛋白，所以输送到组织中的氧气减少。人的身体会尽可能通过各种机制来适应这种情况，包括心输出量增加（心在一定时间内输出的血量增加），重新分配血液向重要器官（脑、肝、肾、心脏）流动，极大增加从组织中提取的氧气，以及降低血红蛋白和氧的结合力（即血红蛋白更容易与氧分离）。贫血也刺激骨髓制造更多红细胞。

急性和慢性贫血由先天性和后天的多方面原因产生。以下是两个常见的例子：

缺铁性贫血：由缺铁引起的贫血是儿童贫血的主要原因，是因为饮食中供铁不足或对饮食中的铁吸收不足。饮食多样化，尤其是吃含肉、鱼和蔬菜的食品可以预防贫血。

地中海贫血：是常见的儿童贫血（往往被误诊为缺铁），患儿祖先来自饱受疟疾侵袭的地区（地中海和东南亚）。地中海贫血是一种遗传性疾病，患儿体内生产某些类型的血红蛋白，导致红细胞不稳定，并降低它们在血液中的寿命。如果一个人的几种血红蛋白基因都有问题，这种疾病有可能变得很严重。

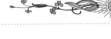

 孩子生病怎么办？

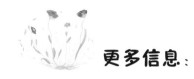

更多信息：

细小病毒 B19

由细小病毒 B19 导致的疾病叫传染性红斑或第 5 病。这种病比较容易影响学龄儿童，在晚冬或早春的影响最为显著。 60% 的成年人有细小病毒 B19 抗体，也就是说他们同这种病毒有过接触。

细小病毒是通过呼吸道分泌物来传播的，如果人接触过被呼吸道分泌物弄脏的物体表面，也可能被感染。

病毒感染后的 7 ~ 10 天，患者会发热、流鼻涕（病毒就在鼻涕里面）。短期内骨髓里的红细胞停止生产，但是血液里的血红蛋白水平的变化还不能被检测出来，也就是说，贫血问题出现了，可这时还没法查出来。

感染后约 3 个星期时，患者可能会出现皮疹，也可能会出现关节疼痛。皮疹出现时，通常一开始面部潮红，然后会扩展到手臂，有时直到腿部。之后红色从皮疹中心开始消失，使皮疹呈现网状和花边状。皮疹在 1 ~ 3 个星期后逐渐消退。

得这种病的病人一般会自行痊愈，但有三类人群在与这种病毒接触的时候，有可能会出现严重的疾病。

1. 血红蛋白或红细胞异常的人可能会在疾病的初期出现严重贫血（有可能需要输血）。在疾病初期，因为皮疹的典型外观还未出现，往往不易将贫血和细小病毒 B19 联系起来。

2. 如果孕妇之前没有遭遇过细小病毒 B19，但在怀孕初期被细小病毒 B19 感染了，她可能将病毒传染给胎儿，而胎儿可能会出现贫血，有时死亡。现在并不主张把孕妇隔离在学龄儿童出没的场所（如学校）之外，因为这样并不能减少孕妇被感染的风险。当然，我们要注意让没有细小病毒B19免疫力的妇女在怀孕初期避免接触第5病患者。

3. 免疫力先天有缺陷的人遭受感染的风险更高，病情会更严重，发病期也会更长。

孩子生病怎么办？

李林嘴巴里烂了，疼，他不要吃饭

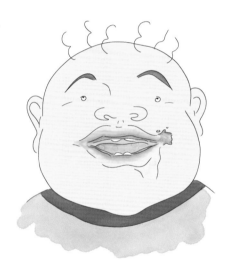

李林1岁零3个月，他坐在妈妈的大腿上玩，妈妈说话的时候，他不停地流口水。

他3天前开始流鼻涕，然后发高烧，从开始发烧到来医院看医生，他已经烧了48个小时了。

最让他妈妈担心的是，从昨天开始，他就完全不要吃饭，好像嘴巴里很痛似的。她妈妈看到他的牙龈红肿，吓坏了，她还看到他舌头上有好几处溃疡。

李林的病很像是初次疱疹感染，临床表现是疱疹性龈口炎，这种病以疱疹性龈口炎的形式出现只会有一次，是由单纯疱疹病毒导致的。孩子大些的时候，仍停留在体内的单纯疱疹病毒会以中国民间所说的"上火"的形式出现，即唇部出现皮肤损伤，伴有疼痛，然后过十几天会自然消失。有时我们发现初次疱疹感染的孩子和才得过唇疱疹的人有过接触，所以被感染上了。

疱疹性龈口炎会在十几天左右自然痊愈。如果在发病早期（也就是说在口腔里出现溃疡后的72小时内）使用抗病毒药物，症状持续时间会减少。

就像李林妈妈担心的那样，最困难的就是，在发病最厉害的时候怎么才能让孩子吃东西、喝水。因为病在嘴里，吃喝相当不容易。以我的经验，只要父母对情况认知比较清楚，大部分的孩子都可以待在家里，大人好好照顾就行。父母得进行细心的照顾，提供温度合适或者清凉的软食，让孩子少食多餐。就像普通的病儿一样，各种粥类是非常好的选择。

为减少孩子的疼痛，可以用对乙酰氨基酚止疼，就像发烧时可用它来止疼和退烧一样。

小孩因得疱疹性龈口炎发烧时，极易持续发烧 5 天，而且往往烧到 40℃左右。

看着李林坐在妈妈腿上玩着，我们看不出他生病了。实际上，除了发烧烧起来时他有些闹，不太舒服，其他时间他都玩得挺好。这些都是好兆头，可见他吃喝都没有受到太大的影响，也没有并发症。

孩子生病怎么办？

更多信息：

单纯疱疹病毒

单纯疱疹病毒1（HSV1）和单纯疱疹病毒2（HSV2）是单纯疱疹病毒（HSV）家的两个成员。这两种类型的病毒可能引发一系列的轻重不同的临床表现。HSV1通常最容易在口腔部位致病，HSV2最容易导致生殖部位感染。

原发感染

一个人第一次接触单纯疱疹病毒时，它所引发的临床表现通常让人触目惊心，这被称为原发感染。之后，病毒会一直存活在人体内，我们把它称为潜伏感染。

在潜伏期期间，单纯疱疹病毒驻留在神经节里，它会时不时地导致感染复发，但没有原发感染那么厉害。如果一个人已经接触过两种单纯疱疹病毒中的一种，如HSV1，又第一次接触另一类型的单纯疱疹病毒，如HSV2，那么他会出现中等程度的感染，被称为非原发的首次感染。

一个人如果和有原发、非原发或者复发感染的人的黏液或分泌物接触，就会被传染。虽然被传染的个体具有传染性，但复发感染也可能没有任何症状，所以预防工作很难。

围产期①感染

如果母亲感染了单纯疱疹病毒的话，婴儿就会特别危险，有时会导致婴儿出现全身性疾病，甚至危及生命。所以对孕妇进行生殖器部位疱疹的细致筛查非常重要。

感染机制

病毒通过皮肤、口腔黏膜或生殖器官黏膜进入体内。它通过神经细胞到达感觉性神经节。单纯疱疹病毒会在神经节中保持休眠状态，但有时它在神经节处繁殖，新的病毒粒通过神经细胞抵达皮肤或黏膜，然后在那儿继续繁殖，并抵达外部，然后可以将病毒传染给其他人。

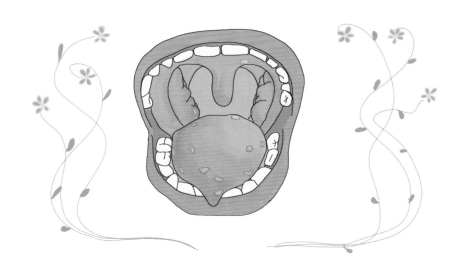

---

① 围产期：指从妊娠第 28 周到产后第 4 周。

 孩子生病怎么办？

免疫力

人体的免疫力，尤其是细胞的免疫力有着至关重要的作用，它能将病毒禁锢在某些部位。新生儿和免疫力差的人（有后天的、有遗传的或药物作用导致的）容易因单纯疱疹病毒遭受严重的全身感染。患湿疹的儿童也易因为单纯疱疹出现皮肤感染，有时会比较严重。

如果一个人免疫力正常，这种病毒出现的病变会局限在某处（如果是复发感染，病症会出现在被感染的神经节周围部位；如果是原发感染，病症会出现在和病毒有接触的部位），红肿的地方先出现水疱，然后开裂，流出透明的、含有病毒颗粒的液体。病症如果发生在黏膜上，伤口很快会出现溃疡，然后逐渐愈合。

常见的疱疹表现形式：

疱疹性龈口炎是单纯疱疹病毒原发感染的一种表现。口腔黏膜出现溃疡病变，牙龈、舌头和上颚红肿；嘴巴边缘也可能出现小水疱；高烧（一般3~5天）；颈部淋巴结往往肿胀、疼痛；嘴部疼痛，孩子无法正常进食。这种病自然发展，会自发地在15天内痊愈。

唇疱疹是一种复发性感染，它可能是疱疹里最广为人知的。病变出现时，有时唇部皮肤的边缘、口角或鼻子周围有短期的局部疼痛出现，没有其他症状。病变开始时有产生痛感的红色丘疹，然后有多个水疱，水疱破裂后结痂，通常在10天内愈合。

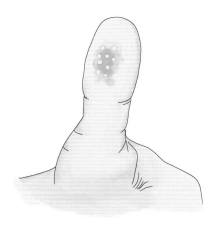

疱疹性瘭疽（biāojū）常见于口腔疱疹感染，多见于吮吸拇指的儿童。病变为一组几个小水疱，出现在手指发红的皮肤

上。感染处很疼，一般在 3 周内愈合。

疱疹性结膜炎是眼部感染，在眼睑周围或上眼睑处有小水疱，结膜发红、有时伴有脓液，尤其常见于发烧的时候。在极少数的情况下，感染会触及角膜，引起眼部并发症。眼部感染一般会在 3 个星期内愈合。如果怀疑有疱疹性结膜炎，一定不要用肾上腺皮质激素，这样会使情况恶化，尤其会对眼睛造成伤害。

治疗

治疗单纯疱疹病毒感染，可用抗病毒药（如阿昔洛韦），但应尽早开始使用才能更加有效。在发病 72 小时内口服阿昔洛韦来治疗，可以减少疱疹性龈口炎感染持续时间，降低严重程度。

治疗唇疱疹，用口服药的效果也比用外用药的效果要好，但都得尽快开始治疗。

单纯疱疹病毒感染的治疗方案取决于感染类型：唇疱疹会自行愈合，除了疼痛，没有其他后果；涉及眼部区域的疱疹有导致失明的风险，需要好好地进行口服药物治疗并随时跟进；新生儿疱疹或者疱疹性脑炎是紧急情况，需要迅速通过静脉注射予以治疗。

小家伙出水痘了！

小孩出水痘是很常见的事，我以为人们不会为这种事来看医生了。但是，有时候，会有家长带着浑身长满包包的小孩到诊查室里来找我。更多的时候，是妈妈带着孩子来，指着几个很不起眼的小包包，说："我猜他是出水痘了，可是他打过疫苗啊。"

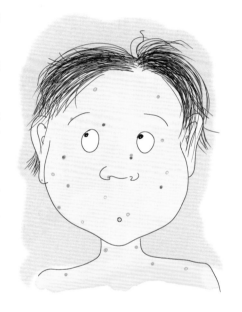

的确，现在的孩子接种的疫苗比以前多。这位妈妈有几个孩子，年龄最大的只接种过一次水痘疫苗，因为那时候普遍认为打一针就够了。

现在水痘疫苗得打两针。那些只接种过一针的孩子只会出轻微的水痘，而且大多不会传染。

我也想提醒大家，如果一个小孩还没有接种过水痘疫苗，或者从来没发过水痘，又或者还没有接种过水痘疫苗的第二针，这时他接触了正在发水痘的人，那么他只要在接触后的 5 天内注射水痘疫苗就会有效预防水痘，针打得越早越好。

大部分人出水痘时症状是轻微的，10 天左右就能痊愈。但有时情况也会变得严重，产生神经性病变和呼吸道感染（这种情况极少发生，大医院的医生一辈子可能只碰到一两次）。

　　引发水痘的病毒，也就是水痘－带状疱疹病毒，在疾病痊愈时，会潜伏在小孩体内，成人期后，会以带状疱疹的形式重新出现，这种情况常见于老年人，因为他们的免疫功能衰退了。疫苗可以使人们免遭病患，现在有一种疫苗专用于老人，就是为了避免带状疱疹。

　　很多孩子到成年都会留有水痘的印记，它通常会在皮肤上留有疤痕。

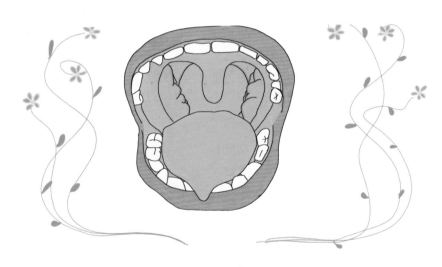

嘴里的水痘

　孩子生病怎么办？

更多信息：

水痘－带状疱疹病毒

水痘－带状疱疹病毒会有两种临床表现：水痘和带状疱疹。

水痘

水痘是人在被水痘－带状疱疹病毒初次感染时的表现。当已经出过水痘的人体内的水痘－带状疱疹病毒被重新激活时，它会以带状疱疹的形式表现出来。这种病毒可能会给以下人群带来严重疾病：患有先天性免疫缺陷或后天免疫不足的人（包括某些血液癌症和艾滋病患者）；服用了对免疫系统有影响的药物的儿童，如服用肾上腺皮质激素（尤其用于治疗哮喘时）；接触了这种病毒而母亲对此病毒没有免疫力的新生婴儿。

已有针对水痘的疫苗，要分两次接种（第一针在出生后 12 个月到 15 个月间注射，第二针在 4 至 6 岁之间）。

在温带地区，疫情通常发生在秋冬季，原发感染(也就是水痘)常见于儿童，大部分儿童到青春期已经有了免疫力；在热带地区，水痘多发于成年人。

在美国，水痘－带状疱疹病毒致病死亡率大约为十万分之三，在疫苗普遍接种前，美国每年有 100 至 150 人死于该病。接种水痘疫苗后，发病率和死亡率已经大幅下降。

传播

水痘 – 带状疱疹病毒的传播是通过口腔、鼻腔分泌物，和皮肤水疱的液体来进行的。一个从来没有被水痘 – 带状疱疹病毒感染过的人，发病前的潜伏期为 10 至 21 天之间。一般来说，与病毒接触后的 15 天左右，常会出现皮疹。

在皮疹出现的两天前，被感染人变得有传染性，也就是说他能够把病毒传给其他人。

皮疹

皮疹会导致剧烈瘙痒，一开始在头皮上出现斑疹，然后往脸部、躯干扩展，数小时内皮疹变为丘疹，然后泡囊中间变硬成水疱，结痂。

发皮疹过程要持续一个星期左右。通常情况下，在感染过程中，水痘的各期皮疹同时存在（斑疹、丘疹、水疱、结痂）。所有病灶都结痂后，传染就停止了。

带状疱疹

一个人出完水痘以后，病毒转移到脊髓神经元，然后处于潜伏状态，在那儿终身居留。

通常多年后，或在人的免疫力下降的情况下，病毒会重新活跃起来，在潜伏的神经区域对应的有限部位（皮肤表面对应的皮节处）产生类似水痘的水疱。这种因病毒重新激活而产生的水疱，往往很痛，被称为带状疱疹。

带状疱疹极少影响健康儿童，但对老人的影响很大。愈合后也有可能留有明显的神经性疼痛。

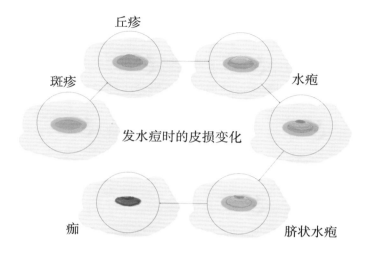

丘疹

斑疹

水疱

发水痘时的皮损变化

痂

脐状水疱

发水痘时，皮肤上开始出现红色斑点（斑疹），然后变成大些的包包（丘疹）。丘疹逐渐透明，里面充满了液体（水疱）。水疱从中间开始缩小、被吸收（脐状水疱），然后结痂。发水痘的时候，各处皮损的阶段变化不一定同步，所以各阶段会同时出现，这也是发水痘的典型特征。

疫苗

一旦与水痘－带状疱疹病毒有了接触，在5天内进行疫苗接种的话，可以有效地预防水痘，时间越早越好。

如果学校爆发了水痘疫情，或者一家人里有一个孩子出水痘，兄弟姐妹却都没有免疫力，这时候及时进行疫苗接种是非常有效的。

只接种了一针水痘疫苗的儿童，在接触到水痘－带状疱疹病毒时，会出水痘。水痘的轻重程度取决于接种时间和感染病毒时间间隔的长短。

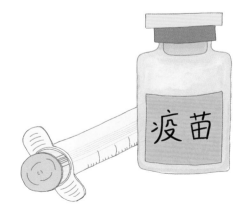

因此，如果疫苗接种一个半月以内就出了水痘，很有可能是因为疫苗还没有来得及发挥作用，因为疫苗的抗体需要一段时间才能产生出来。

如果一个人已经接种疫苗很长时间，却因为同传染者接触，出了水痘，最可能的情况是第一针对免疫系统的刺激不够强（即第一针后产生的抗体不够多）。在这种情况下，出水痘所表现的症状通常是轻微的。它的传染性取决于水疱的数量。

可能出现的严重情况

大部分人出水痘时，症状都是轻微的，通常能自行痊愈，除了少量疤痕以外，没有后遗症。然而，在某些情况下，出水痘可能会有严重后果。

1. 孕妇在生产前 5 天到孩子出生后 2 天出水痘的话，会传给新生婴儿重症水痘。

2. 经常服用肾上腺皮质激素的儿童，比如得哮喘的儿童，也有患严重水痘的风险。

3. 一个人出水痘的时候，更容易因为 A 组链球菌和金黄色葡萄球菌而产生皮肤感染。水痘也容易让人患上严重的 A 组链球菌肺炎。

4. 水痘也会引发其他并发症，包括神经系统的。

如果我们必须选择一组接受水痘疫苗的人群，我们要优先给那些有可能得严重水痘的人群。此外，一岁以下的小孩也可能得严重的水痘，但是水痘疫苗只适用于一岁以上人群。

水痘的致病病毒对某些抗病毒药物很敏感，其中有阿昔洛韦。然而，水痘通常是温和的，大多数情况下，并不推荐使用这些药物。这些药物可用于严重水痘可能发生的时候。妈妈生产前后出水痘的话，新生婴儿可以接受注射专门针对水痘的抗体。

可怜的宝宝屁股红了：尿布疹

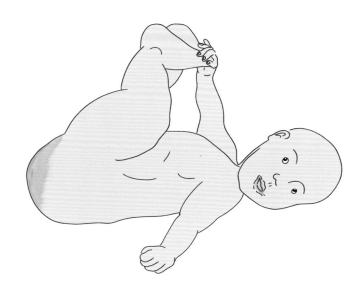

"医生，我知道，为这种问题上医院，真是有点……傻傻的，可是路易斯的屁股全红了，都两个星期了，我真没办法了！小可怜的屁股红得像猴子屁股一样了！"

两个月大的路易斯，粉嘟嘟的，有劲儿得很，笑起来特别开心。应该没什么大问题！

我打开他的尿布，哎呀，可怜的小路易斯，屁股红得能照亮我们的诊室了！肉褶子之间亮亮的、红红的，有的地方皮肤破了，小小的红色包包遍布四处。

"哎呀，他应该不会舒服到哪儿去。"

"我试了好几种霜啊、膏啊什么的，可是都没什么用！"

是啊，道理很简单，做起来总是不容易：大便里面天然就有细菌和酵母菌，它们喜欢在湿热的环境下生长。如果我们保证婴儿屁股周围干燥、通风、干净，就会大大减少菌类的生存空间，也就会减少对臀部的影响。

路易斯的小红包包，就是由一种菌类引发感染生成的，这种菌类通常是白色念珠菌。婴儿在出生后不久就会被这种菌类附着，婴儿免疫系统会慢慢地抑制菌类的生长，但是这个过程不是一两天的事。另外我们也常常看到婴儿口腔舌头上的一层白色，我们称它为鹅口疮，鹅口疮就是菌类在口腔里繁殖的表现。

随着时间推移，小孩会有更强的抵抗能力，但是总可能会时不时地出现红屁股的情况，特别是如果有很多细菌在那儿生长，更会刺激皮肤。

不管怎样，尽量创造一种不适合菌类生存的环境，就可以减少红屁股。如果碰到像路易斯现在的情况，家长已经很小心了，屁股还是红得很厉害的话，那就要帮助他，使他的皮肤恢复原来的状态。

要帮助皮肤复原，我们常常用氧化锌，在屁股上抹上厚厚的一层，以看不到皮肤为好。这种膏状物可以构成一道屏障，使得臀部皮肤免于和大便及尿液接触，让皮肤可以慢慢地恢复。

如果我们怀疑有真菌感染，可以再加一层抗真菌的乳霜（如达克宁），和氧化锌霜一起混合使用。或者先在皮肤上抹达克宁（一天两次），再抹上氧化锌。当然得经常换尿布，而且得用水好好地清洁皮肤，一定要好好擦干，再用新的氧化锌，每次换尿布的时候都要使用。这样两个星期下来，一般来说就没有问题了。当然，这类真菌如影随形，得时刻小心菌类们卷土重来。

氧化锌（ZnO）是一种化合物，具有多种用途，包括医学上的用途。它具有无毒和不易被皮肤吸收的特点。氧化锌具有防腐性能。在医学上，它可以缓解皮肤疾病，如用来制成治疗尿布疹的乳膏或用于保护皮肤的软膏。氧化锌还对紫外线 A 和 B 有屏蔽作用（即防晒功能）。

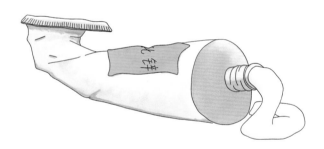

口腔里的白色东西是什么？

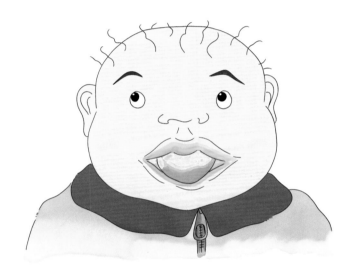

　　口腔中出现白色物质的现象很常见，它是由存在于我们周围环境中的酵母菌白色念珠菌所致。婴儿出生后就有不同菌类伴随，往往在出生的头一个月发展成为鹅口疮。

　　我们会在舌头上、脸颊内侧和上颚看到一层白色。多数情况下，鹅口疮对小孩没有什么影响。但是在鹅口疮多的时候，小孩会在吃奶时有不舒服的感觉。

　　有时鹅口疮和红屁股有关联，这是整个消化道都被感染的表现。在这种情况下，可以用口服抗真菌药（比如制霉菌素），来减少真菌的侵袭，同时等待免疫系统能更好地应对扩张的真菌。以我的经验而言，孩子们用了制霉菌素往往会呕吐，我一般只在严重的白色念珠菌感染的情况下才使用这种药。

注意让孩子减少接触真菌的机会，母亲尤其要注意清洁乳房，保持乳房的干燥透气，这样可以极大减少白色念珠菌的生长，婴儿从而可避免接触真菌。奶瓶也得仔细清洗，拆开每个部分，消毒（可以在开水里煮）、干燥，再装好使用。

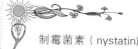

制霉菌素（nystatin）是一种药物，它通过和真菌中的麦角甾醇结合，使细胞膜生孔，导致真菌死亡。

制霉菌素用于针对儿科口腔和胃肠道的念珠菌。它可以口服使用，因为人的胃肠道几乎无法将制霉菌素吸收到体内，但是如果直接静脉注射则有毒性。

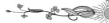

更多信息：

白色念珠菌

白色念珠菌是生存在我们周围环境中的一种酵母菌。它也可以在皮肤上生存，也可以以腐生的方式占据消化道。新生儿可在出生时携带来自母体的酵母菌，也可后天从外部获取。

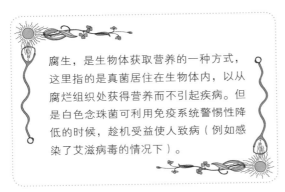

腐生，是生物体获取营养的一种方式，这里指的是真菌居住在生物体内，以从腐烂组织处获得营养而不引起疾病。但是白色念珠菌可利用免疫系统警惕性降低的时候，趁机受益使人致病（例如感染了艾滋病毒的情况下）。

白色念珠菌很容易滋生，尤其是在皮肤上更容易生长，它只要有温暖潮湿的环境就可以生长。

婴儿的免疫系统还不成熟，这也是酵母菌能在婴儿阶段超速增长的原因。细菌往往会抑制白色念珠菌的生长，人们发现进行抗生素治疗后，白色念珠菌感染会更厉害。

一岁以上的小孩很少有白色念珠菌感染的情况，除非是小孩接受了抗生素治疗以后，或者小孩有免疫力缺陷。

在足月儿中，最常见的感染是发生在口腔的鹅口疮和臀部的尿布疹。

尿布疹在婴儿中很常见，它是由常驻白色念珠菌感染引起的。潮湿、温暖，以及尿布里丰富的混合物创造了一个非常有利于酵母菌生长的自然环境。

出现病变时，臀沟周围的褶皱处、外阴或阴囊处有大片红斑，病灶附近有很多红色小丘疹。治疗时，可以局部使用抗真菌药膏（如咪唑类，它的衍生物如克霉唑、咪康唑、酮康唑是真菌生长的强力抑制剂），在患处涂上一层厚厚的氧化锌，减少湿热，不给念珠菌的生长创造条件。对常发尿布疹的小孩，我们可以进行快速口服治疗，来减少消化道里的念珠菌。

鹅口疮是白色念珠菌在口腔过度生长的一种表现。临床表现为在舌头、上腭、脸颊内侧出现白色癌膜。鹅口疮可能会在婴儿出生不久后出现，直到一岁左右。

严重时，鹅口疮会影响婴儿进食，尤其是吮吸母乳。

在症状轻微的情况下，可以不必治疗；情况严重的话，可以很容易地使用杀真菌药物，如制霉菌素；在鹅口疮重新出现的情况下，可使用氟康唑。氟康唑是三唑类药物，和咪唑类（咪康唑）药物类似，它通过抑制真菌细胞膜的重要组成部分麦角甾醇的合成，从而抑制真菌的生长。

酵母菌可能生存于母亲的皮肤上，因而母乳喂养的孩子很有可能接触到酵母菌。除了用一些方法（如通风、清洁和干燥）减少母亲皮肤上的酵母菌，也可以把制霉菌素药膏抹在母亲的皮肤上。

新生宝宝脸上的包包

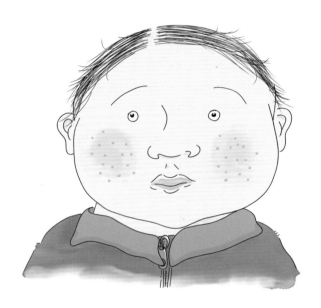

"你好，赛琳！"

赛琳以慢半拍的节奏追随着我的目光，看起来她像是想笑了，可还是没能真的笑起来。她躺在诊查台上，四肢在空中乱舞。她妈妈和我从诊查台上方弯腰看着她，我在给她做常规月检。她今天刚好一个半月。

"医生，您看她脸上的这些小包包，已经有两三个星期了，这些包包一直长到胸口上面，连头发里面都有，好像越来越多。您说痒不痒啊？有时候我觉得她不舒服，她好像想要抓脸似的。她以前皮肤特别光滑。我担心这样会留下疤痕。您说她是不是对我的奶过敏，还是因为我吃了什么东西，让她这样长包啊？"

妈妈有满肚子的问题要问！

我这就要回答赛琳妈妈为什么赛琳有干干的小红包包，特别是脸蛋上多些，而且还延伸到整个脸部和胸部的上半部。

"我先说不好的吧，我们不能确定是什么原因造成了这些小包包……"赛琳的妈妈专注地听着，有些焦急的样子。

"好消息呢，就是绝大部分有这样小包包的孩子都会自己好起来。最常见的情况是小包包在婴儿出生 21 天左右的时候出现，然后在一个半月后消失，不留疤痕。不需要进行什么治疗。有的研究认为这是由于婴儿荷尔蒙变化引起的，有的认为和小孩所处环境里的真菌有关。不管什么原因，结果一样，小包包会自动痊愈，没什么要做的。"

"和您吃的东西可能没有关系，我想她也没有不舒服。"

接下来的检查一切正常，小家伙健康得很。我们给她打了乙肝疫苗的第二针。她哭了一会儿就好了。妈妈放心地回家了。

新生宝宝的发烧问题

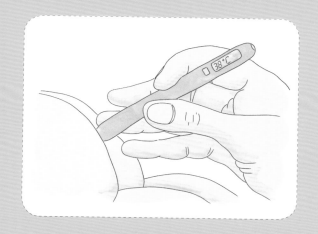

　　新生婴儿发烧的情况相对比较少见。一旦碰到了，医生得特别注意，要看婴儿是否有什么严重的感染。

　　3个月以下婴儿如果得了严重的细菌性感染的话，感染会很快遍及全身，可能会导致严重后果，甚至死亡。

　　如果3个月以下婴儿发烧，肛门测量温度超过38℃，家长一定得马上去医院看医生。

38天的毛毛发烧了：尿路感染

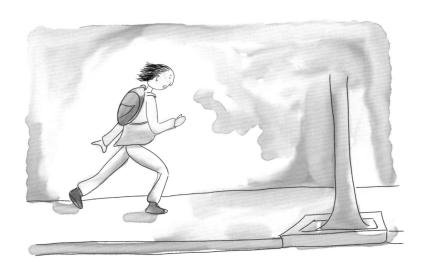

今天是雾霾重重的一天，天知道这些雾霾对我们会有什么样的影响，但最好不要呼吸太多！可是我得加快步伐——我没赶上我每天搭乘的那趟地铁，现在我还得走一段路才能到我工作的北京和睦家医院。我真希望我的第一个病人也像我一样（迟到，我是说），为了不给我可怜的肺增加负担，我决定不在这么重的雾霾里跑步（谁知道污染有多厉害呢）。

我晚了 10 分钟，病人已经在等我了。我一边解除层层冬装，一边请年轻的爸爸、妈妈和宝宝进入诊室。我道歉了一番，他们回答没事，我开始工作。

我一周前见过他们，给他们的孩子毛毛做了满月常规检查。那是毛毛出院后的第一次常规检查，护士给她打了乙肝疫苗第二针。

毛毛在一周的时间里已经长大了不少。她的爸爸妈妈今天没有预约就直

孩子生病怎么办？

接来诊所了，因为他们碰到麻烦了。

情况是这样的，毛毛前一天早上就发烧了，也就是说到医院来的时候，她发烧的时间超过了 24 小时，而且她烧到了 39℃，中间爸爸妈妈给她服用了对乙酰氨基酚，短时间内退了烧。3 天以来，她吃得不太好，昨天早上还吐了。她比平常睡得更多，醒的时候脾气很大。她爸爸妈妈觉得奇怪，因为看样子她不像感冒，不流鼻涕、不打喷嚏、不咳嗽。毛毛爸爸感冒好几天了，他们觉得毛毛肯定是给传染上感冒了。可是，他们还是挺担心的，这么小的宝宝就发高烧，而且她又不肯吃奶。

我们一边说话，一边把毛毛抱出了摇车。她的手脚乱动，身体扭来扭去，然后突然大声哭了出来。当然是因为我们把她吵醒了，可是她好像有些疼的样子。

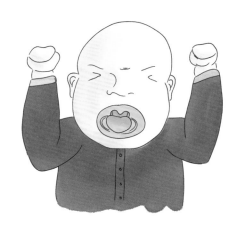

她躺在诊查台上时，睁开了眼睛，安静了一些。她往四周看，呼吸正常但是速度较快。我听诊的时候，她又开始哭，手脚乱动。显然，这个小宝宝不太舒服，还好她不是软绵绵的，脸色也不苍白。相反，她没有任何让我可以判断她得了感冒的体征：她不流鼻涕，不咳嗽，嗓子不红，耳膜也不红。

虽然她不太舒服，但看得出她总体状况还行，这点让人欣慰。但我们还是得找到她发烧的原因。

我对她父母说，他们来医院来对了——我们不喜欢看到这么小的小不点发高烧。不是因为发烧本身危险（发烧本身并不危险），而是这么小的小孩发烧往往说明有什么更严重的问题，也就是说她很可能碰到了一种需要医疗介入的问题，医生需要采取措施，避免出现不良后果。

在小小孩身上，我们往往看不到疾病的典型体征，相反，小小孩一旦得病，会很快演变，容易遍及全身，很难控制。所以我们建议家长，3 个月以下的小孩，如果发烧到了 38℃就得赶快去医院看医生。

我解释这些的时候，我看到年轻的爸妈脸色都变了。是的，我说的这些听起来可能不像什么好消息。我继续解释说，在小小孩身上，比较容易发生血液感染、脑膜炎和尿路感染。如果有持续的发烧，这几种可能性更大。我们得做些化验检查，来排除这些比较严重的细菌感染存在的可能性[1]。

我们首先得检查一些平常无菌的部位，看看现在是不是有细菌存在，如血液、尿液、脑脊液（也就是大脑里的液体）。要检查这些液体，就得在相应部位抽取样液做培养。但要在实验室里做细菌培养并查出是哪种细菌的话，花的时间比较长。

所以我们得同时看看小孩哪个部位有炎症，炎症是身体应对外来入侵的自我保护反应。白细胞和某些物质（比如 C 反应蛋白）数量不正常的话，就是身体应对病原体入侵的炎症反应信号。

情况严重时，不光是在我们取样的局部部位有炎症，而是全身都有炎症，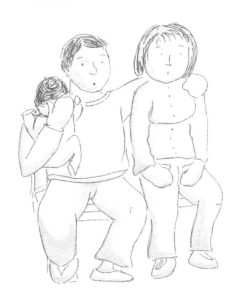特别是在血液里，最终别的器官里也会出现炎症。一般来说，炎症反应越是全局化，情况越严重。前面说的那些炎症标识数据（白细胞等），可以让我们在短短的几分钟内，通过实验室检测，知道感染可能发生的部位，使我们可以开始相对准确的治疗，而不用等培养的结果出来再决定治疗方案。

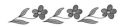

毛毛的妈妈问我是否可以不用做各种检查，直接给抗生素就可以。因为她

---

[1] 见插图：新生婴儿的严重感染

认为做检查肯定会疼，而毛毛现在已经不舒服了。而且，如果她有感染，可以用抗生素很快治好。如果没有感染，抗生素也没什么太大的毒性，用了也没什么关系，至少比不治疗好，而且也不会像做各种检查那样那么疼。

我回答说，这是人们常有的、自然的想法，而且往往很多人也这么做。

问题是，如果直接用抗生素，我们有可能把情况弄复杂了。事实上，要想使抗生素生效，必须得让它好好地深入到感染部位。

治疗时间的长短会因感染部位不同而各异。特别是，细菌并不全部对同样的抗生素敏感，细菌也可能会对通常有作用的抗生素自然生成或逐渐生成耐药性。所以一方面要找出感染的具体部位，另一方面要找出细菌种类，两个都很重要。

何况，有些病在治愈后也需要特别的跟进，所以准确的诊断很有必要。

我接着解释，问题不光是耐药性的问题，这听起来像是非常理论化的东西，事实上我们在工作中也常常碰到这样的情况——孩子用了抗生素，可是情况并没有好转，反而变糟了——因为一开始就没有查出感染源头在哪儿，也没有做培养找出是什么细菌就开始治疗了。

毛毛的爸爸说："我们那个时候再做培养不行吗？因为那个时候我们就知道前面那个治疗方案不行了。"

不行，问题就出在这儿。虽然我们给的抗生素不足以治好病，但只要有抗生素出现，细菌就减缓了或者完全停止了生长，在试验室里做培养就几乎不可能了。孩子短期内有可能看起来好些，实际上疾病并没有得到有效的治疗。我们这时会碰到相当棘手的情况：我们不知道我们的敌人是谁，到底是哪种细菌；我们也不知道它们在哪里，在什么部位；我们也不知道我们用的武器是不是有效，用的抗生素是否有用。我们用广谱抗生素的话，往往毒性更大，价格更高，治疗时间更长，换来的是孩子受没必要的罪。如果我们一开始就做了该做的事，就没这些麻烦了。

"我们一定得做您说的这些检查吗？"爸爸说。

这个问题不是一句话就能说清的，我可以给您几种答案。

这要看孩子的临床表现，看病情严不严重，当然也要看诊断情况。像毛毛这种情况，如果我们在尿液里发现了很明显的炎症，那她极有可能有尿路感染，可以用治疗尿路感染的方法进行治疗。尿液中一般含有极少的细胞，尤其是几乎没有红细胞或白细胞。如果尿液里出现了红细胞或白细胞，说明出现了炎症，应当找出炎症的起因。而炎症通常是由感染引起的。

那感染会否扩大导致脑膜炎？不是没有可能，假如是那样的话，我们会看到一个病得很厉害的小孩。毛毛虽然不舒服，但并没那么严重，我认为不需要做腰椎穿刺来分析脊髓液（但是别的专家可能有不同意见，更倾向于做腰椎穿刺，觉得保险些）。

相反，如果我们找不到发烧的原因或还不放心，我们就得做各种培养，然后用一些能覆盖不同部位、治疗新生婴儿常见的严重感染的抗生素。

毛毛的妈妈又问，毛毛需要住院吗？我又得让她失望了，但我马上加上一句，当然她可以陪床，小宝宝还需要吃奶呢。

住院时间长短要看孩子的总体状况、感染部位以及孩子对治疗的反应，毛毛的情况可能要住院 7 到 10 天。

最后，我们查出毛毛的尿液里白细胞数值很高，说明她尿路感染的可能性最大。

在她的血液里，每立方毫米里有 25000 个白细胞，反应蛋白（CRP）一升有 100 毫克。这些高值数据意味着有严重的细菌感染。

因为她临床总体情况看起来还行，而且检查结果也有了，我们可以对明显有感染的尿液做培养，所以我们决定不做腰椎穿刺。但是考虑到血液中炎症反应数值很高，我们还要做个血培养。

毛毛在医院接受治疗，我们通过静脉注射输入抗生素，用的是针对婴幼儿尿路感染常见细菌的抗生素。

3 天后，实验室告诉我们尿液培养里有大肠埃希氏菌生长，实验室在观察细菌对一系列抗生素的敏感性。

血培养结果晚些也到了，在血液里面也发现了大肠埃希氏菌，这说明感染已经扩大，我们采取的措施很及时。

毛毛接受治疗 48 小时后退烧了，她又开始很起劲地吃奶了。

新生婴儿的严重感染

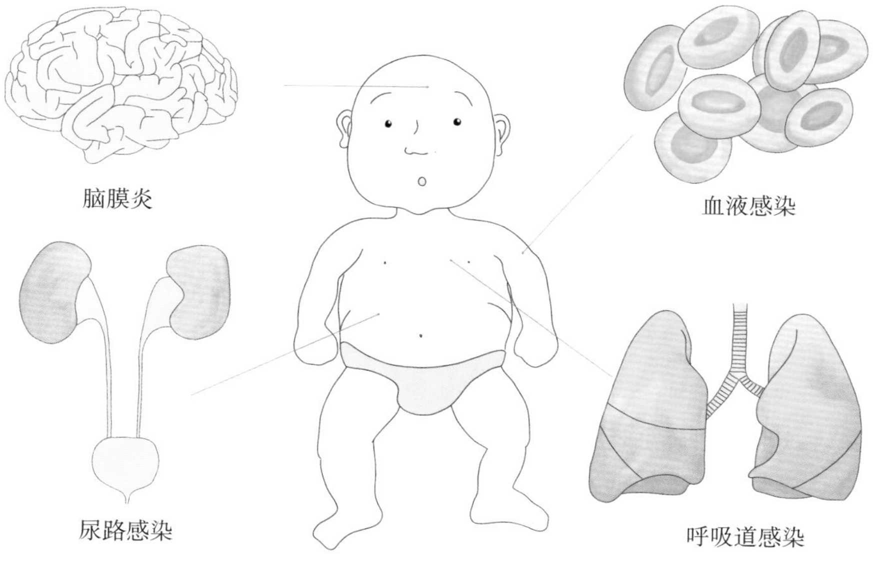

脑膜炎

血液感染

尿路感染

呼吸道感染

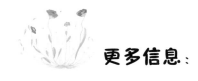

更多信息：

3个月以下新生婴儿的疾病

新生婴儿是儿科的一个特殊群体。他们个头小，长得快，刚出生不久，免疫系统发育还不成熟，还没有接种疫苗，这些因素都会让他们成为特别容易受到环境影响的易感人群，尤其是容易感染重症。

他们生病时，疾病体征可能极其普通，没有什么特别的地方。如果一个宝宝粉扑扑的，精神好得很，手脚有劲，吃得好，没有不正常的焦躁，不发烧，那这个宝宝肯定没问题。相反，如果一个宝宝脸色发白，没力气，没精神，焦躁易怒，不肯进食，或者发烧，那肯定有问题，应该当天就医。

上面说的这些体征和症状可能并不一定同时出现，但如果出现了绝大部分，并且很明显的话，那就更说明了问题比较严重。

由于孩子还很小，人们还不清楚他会如何适应出生后的环境，如果他生病，会有好些致病的可能性，包括新陈代谢方面的、感染性质的，或是生理结构方面的，等等。

肛门测量温度为38℃及以上可定义为发热。新生婴儿生病的最常见原因是感染。这和他们的免疫系统还不成熟有关系，也和他们还没有开始疫苗接种或者接种未完成有关系。

有时感染会表现出婴儿出生前或出生后未检测到的生理畸形（比如常见的尿路感染）。

此外，由于被从母体内带来的一些毒性微生物污染，新生儿可能在出生头几个星期发生感染。

前面讲到，感染可能没有什么特定的体征。

此外，由于感染对新生婴儿会有潜在的恶性后果，如果新生儿有生病体征的话，医生应该主动地找寻重症感染存在的可能性，特别要检查血液、脑脊液、尿液和肺里是否有感染的迹象。

对 1 个月以下的病婴，医生应该做必要的样品采集，用于分析和做培养，然后尽快通过静脉注射抗生素。一般医生会让病婴住院观察或在门诊近距离跟进。

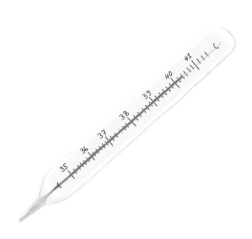

尿路问题

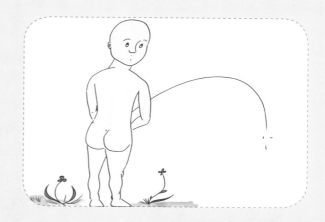

　　泌尿系统相关问题也是儿科门诊的常见问题。

　　肾脏是人体必不可少的器官，所以影响泌尿系统的疾病同时可能引发重病。

　　尿路感染是泌尿系统疾病中的常见病，有引发重病的潜在危险，需要医生细心地诊断、治疗和跟进。

莎莎发烧了——她得了尿路感染

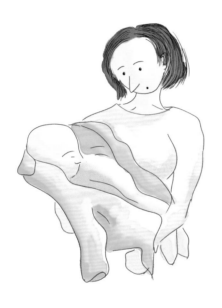

一推开诊查室的门，我就感觉到小家伙的状态不佳。莎莎坐在妈妈腿上，不怎么动。她紧贴着妈妈，眼神有些空，脸上也是不舒服的表情。

我一进来，妈妈就条件反射似的把莎莎放端正起来，好让我看，她一动，莎莎就哭了起来。

情况是这样的：一周以来，莎莎的状态越来越差。她玩的兴致少多了，吃得不太好，也不像平常那样咯咯笑了。4天前，莎莎妈妈突然发现她发烧了。她给女儿吃了对乙酰氨基酚，烧退了。莎莎状态好转了些，但还是比平常吃得少，玩得也不是很起劲。随后她又开始发烧，频率更高，最后她饭也不吃了，而且开始呕吐。从昨天开始，她动都不愿意动了，看起来很不舒服。

莎莎爸爸妈妈开始以为她感冒了，又想她可能在发玫瑰疹，烧两三天就会没事了。但是情况并非如此，莎莎的病越来越厉害，所以母女两个就上医院来了。

妈妈和我说话的时候，我一边观察着莎莎，她们的确该来医院，妈妈还没把话都说完，我就开始检查莎莎。

小姑娘看到我，就往妈妈的大衣里藏。我让她待在妈妈的怀里，让她妈妈帮她把外衣脱下来。她露出不舒服的表情，轻轻地哭了几嗓子，显然是没多少力气哭了。她脸色发白，呼吸急促，但并没有呼吸障碍。她可能烧到了39℃。她不流鼻涕，肺里也没杂音。可是，每次我触摸到她，压压她的肚子和背部的时候，她都有不快的表情，也会哭几声。

小家伙病了，我对"病"的定义是：不是感冒那样的，而是的确需要药物治疗，否则情况会恶化的那种。

我抬起头转向莎莎妈妈，给她解释我下一步要做什么：莎莎生病了，但是病因并不一目了然，所以我还要做化验室检查，尤其要做尿检。

小女孩，尤其是一周岁以下的小女孩很容易有尿路感染，特别是在小孩只发烧而没有别的体征的时候，我们一定要查查孩子是否有尿路感染。

然后，我们也要抽血，检查血液中的炎症标志物（白细胞和C反应蛋白/CRP），做血培养；我们也要做尿培养，寻找尿液中的炎症标志物（白细胞）。

如果我们在尿液中发现了白细胞，也就是说身体对感染起反应了，我们就可以大体判断有尿路感染发生了。这时，我们只需要做尿培养找到罪魁祸首的细菌就可以了。

问题是，尿培养不能马上告诉我们致病菌是什么，因为我们得先在培养的环境里让细菌生长，然后才能确认是哪些细菌致病，之后再看这些细菌对不同抗生素有什么反应①。

好消息是：一旦通过尿检，我们知道有感染，知道可能的感染部位，我

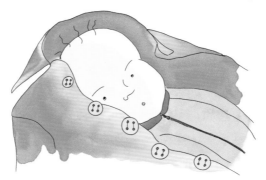

---

① 见插图：找细菌从样品到鉴别

们就可以开始"经验性"治疗，也就是使用一种抗生素（一般来说用的是广谱抗生素），我们知道这种抗生素对眼下的感染比较有效。在尿路感染的情况下，即便我们还不知道具体是哪种细菌致病以及这种细菌对哪种抗生素敏感，我们也可开始治疗。

关于尿培养

现在我得向莎莎的妈妈解释尿培养的事了，这可是个精细活儿。我一般会事先和父母讲讲我们有可能要采取的措施，好让他们有个心理准备。我先告诉他们采取这些措施的理由，让他们有时间思考，这样他们就能较容易理解为什么孩子需要做这些复杂的检查，并认识到检查的必要性。采集尿液就是其中的一项。

尿培养是精细活儿，因为尿液本身是无菌的，但采集尿液的区域，是个多种细菌活跃的区域，尤其是粪便细菌。因为尿道开口处离肛门不远，粪便细菌常常引起健康幼儿的尿路感染。可能因为小女孩的尿道口比男孩的更短、更直，所以小女孩更为敏感，易受感染。

我们采集尿液的时候，需要确保尿液没有被本来存活在这一区域皮肤上的细菌所污染，确保采集的只是尿液本身（因为我们怀疑小孩有尿路感染）。如果我们能证明尿液不是无菌的，而且采集方式得当，我们就可以确认尿液里的细菌就是感染的源头，发烧是由这种细菌导致的感染引发的。

从临床的观点来看，这点非常重要，原因有二：首先，我们想治疗的是确确实实存在的病症，而不是我们说的"假阳性"，即让人们误以为有尿路感染，而事实上却没有。运气好的话，我们只是白用了抗生素，而实际上小孩的发烧是由病毒引起的，不用抗生素也会好。运气不好的话，那么虽然我们在治疗一种细菌性疾病，这种细菌却"身份不明"。之所以会出现这样的情况，是因为即便我们在尿液里发现了细菌，但这种细菌最初并不来自于尿液。发烧是别处的细菌造成的，比如说肺部的、血液里的，或者是脑脊髓处的细菌。所以这时候，我们治疗的是自己先入为主认定的疾病，用的是不合适的抗生素，这样可能会延长真正的疾病的时间，甚至会加重病情。

此外，如果来自尿道周围区域的细菌污染有好几种，而且确实也有尿路感染，那我们在尿培养里很有可能只看得到尿道周围区域自然存在的菌类，或者是几种细菌的混合，而我们又不能确认到底是哪种细菌致病，也不能肯定就是这些细菌致病。

一般来说，如果我们用适当方式采集来的尿液做培养，而孩子的确有尿路感染，我们会找到单一菌株，而且细菌数目众多。不当的尿液采集往往会让培养里出现多种菌株，让人无法断定有没有感染。

怎么采集尿液①

给大孩子采集尿液的时候，我们让孩子先撒尿，撒到一半的时候，用无菌瓶子接住，收集尿液。这样能保证尿液呈现的是膀胱里的现状，如果没有感染，尿液就是无菌的。如果顺利，这种取样的方式非常有效。

给像莎莎这么小的孩子采集尿液，当然要难些了。要她撒尿她就撒，那几乎不可能。我们可以把一个小袋子贴在尿道口处，她要撒尿的时候就可以采集了。我们也可以去尿道里面采集。

把小袋子贴在尿道口的方法不是最理想的，但是很容易，可用来看看尿里有没有感染。但是用同样的方法来采集尿液做尿培养的话就很糟糕了，因为尿液有被污染的可能。

遗憾的是，很多医生往往选择用小袋子，而忽略了用这种方法会造成诊断的不确定性。我清楚地记得和同事们没完没了地讨论"如何诠释用小袋子采集的尿液做出的培养结果"。因为那时大家都用这种方法，而医院也没有坚持让医生使用更好的采集方式。

直接去尿道里采集尿液的方法更好，可以避免污染，我们可以进行导尿管插入，只要用一根无菌管子从尿道里穿进去采集；我们也可以进行膀胱穿

---

① 见插图：采集尿液不容易

刺。我个人更倾向于第一种方法，直接去尿道里采集，它操作起来比较简单，可在门诊实施，也不让人觉得那么恐怖。第二种膀胱穿刺的方法是用一根针穿过肚皮去采集，虽然有研究表明这种方法具有最低污染性，但家长们也都觉得第一种方法比第二种好多了！

我向莎莎的母亲一一解释过来。在这么长时间的解释过程中，莎莎都没怎么出声，我更加确信莎莎的问题可不仅仅是感冒那么简单。

之后我们按部就班来进行。先清洁尿道周围，然后贴上一个收集尿液的小袋子，这样采集尿样只是为了看看是不是有炎症，我们也抽了血。

莎莎和妈妈去隔壁房间里等结果，我则开始看我的下一位已经等得不耐烦的病人。

没过多久，莎莎的检查结果出来了，就像我预想的那样：血液里面炎症很厉害，尿液里面的白细胞数值很高。我希望小姑娘能再撒些尿让我们可以做尿液分析。可怜的小家伙，等了两个小时才撒了一点点。也很正常，她生病了，不想喝水。我也暗自庆幸她不是我今天的最后一个病人。

在等待莎莎膀胱充满可以再尿的这段时间里，我们开始进行导尿管插入，用小管子插入尿道来采集尿液。这次并不轻松：尿道本来就不大，这个年龄段的孩子尿道更小，小管子插进时又有些痒痒的，莎莎在小管子完全插进膀胱前就开始撒尿了，桌子上都是，只留了一点点在管子里，哎，总有不尽人意的时候。

我使用经验疗法，用抗生素来治疗莎莎的尿路感染。很明显莎莎状况不好，而且血液中炎症很严重，我们决定让她住院，输液治疗。这一举措很有必要，因为我怀疑细菌已经进入血液，跟随血液周身循环了。

采集尿液不容易

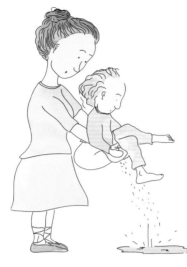

和大人不一样，我们没办法要小孩撒尿他就撒。

有种方法很常用，但效果很不好。

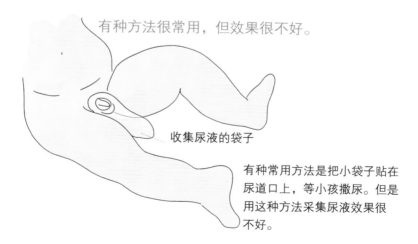

收集尿液的袋子

有种常用方法是把小袋子贴在尿道口上，等小孩撒尿。但是用这种方法采集尿液效果很不好。

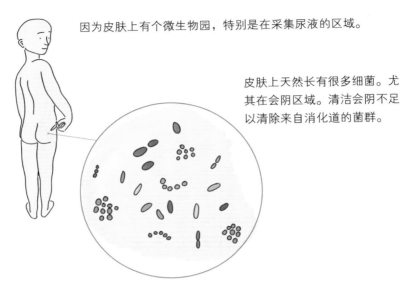

因为皮肤上有个微生物园，特别是在采集尿液的区域。

皮肤上天然长有很多细菌。尤其在会阴区域。清洁会阴不足以清除来自消化道的菌群。

很多细菌在这儿自然生长。

应该摒弃用小袋子采集尿液的方法

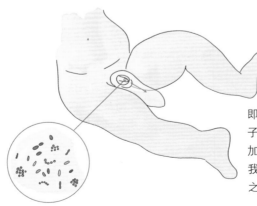

即使预先清洁了会阴，贴上小袋子采集尿液的方法还是会极大增加皮肤上的细菌污染尿液的概率。我们没法知道尿液收集到小袋子之前是否被污染了。

为做尿培养进行尿液采集的 3 种可行方法

这三种采集方法能确保在尿液里发现的细菌的确来自尿液、从而可以确认有尿路感染。这样可以确保细菌不是来自皮肤上的细菌。中途接尿的方法最简单，但是得要小孩配合才行。导尿管插入法操作简单，只会让小孩略感不适。膀胱穿刺会有痛感，不太受欢迎。

中途接尿

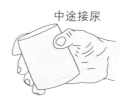

膀胱穿刺

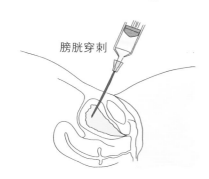

导尿管插入

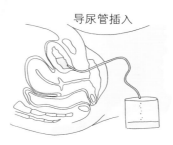

膀胱和会阴剖视图

为什么有的孩子会有尿路感染?

还有件事要给莎莎的妈妈解释解释。我画了一张图来说明问题:为什么有的孩子会有尿路感染?

这常常和孩子出生时泌尿系统的先天异常有关,从肾脏流往膀胱的尿液向一个或两个肾里不正常反流。细菌上行到达膀胱,因为膀胱和输尿管间的尿液流动异常(正常情况下输尿管的尿液流向膀胱,而不是逆行),到达膀胱的细菌于是借滞留的尿液上行,通过输尿管到达肾。当尿液从膀胱反流到肾脏,这就是所谓的膀胱输尿管反流。

时间长了,肾所面临的尿压力和长时间的感染会影响肾功能。在尿路感染得到应有的重视之前,它是成人肾功能衰竭的第一元凶,也是致病和致死的主要原因。

如果小孩被诊断出尿路感染,那就很有必要进行泌尿系统的综合评估,这往往包括用排泄性膀胱尿路造影来检测反流情况。如果发现了膀胱输尿管反流,就应该进行治疗,就像莎莎现在碰到的情况。要对此进行预防的话,患儿也可预防性地服用几个月抗生素,以降低新的尿路感染发生的可能性。

排泄性膀胱尿路造影(VCUG):是为了诊断患者是否有膀胱输尿管反流的一种方法。先通过尿道向膀胱内充入一种不能被辐射穿透的液体,然后要求患者小便,排尿时膀胱会收缩。如果的确有反流,我们可以在造影中看到添加到尿液里的液体会从膀胱流向一个(或两个)输尿管。

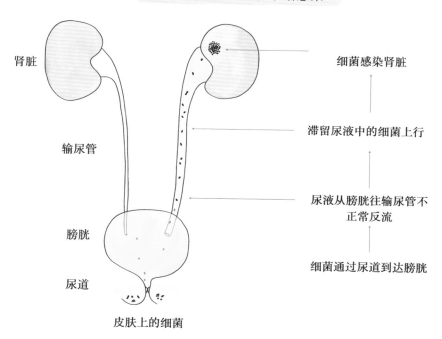

膀胱输尿管反流和尿路感染

肾脏

输尿管

膀胱

尿道

皮肤上的细菌

细菌感染肾脏

滞留尿液中的细菌上行

尿液从膀胱往输尿管不正常反流

细菌通过尿道到达膀胱

更多信息：

尿路感染

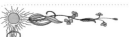

肾盂肾炎：是肾脏感染，有急性感染，也能转为慢性感染。它是泌尿系统感染的一种，被细菌感染的尿液进入肾脏，使肾组织被感染。肾盂肾炎患者通常会发热，精神状态不好，感染一侧的背部最下一个肋骨处有痛感。肾盂肾炎可能会让感染后部分肾组织形成瘢痕、丧失功能。膀胱输尿管反流是导致儿童患肾盂肾炎的重要原因。

肾盂肾炎的反复发生可能会造成慢性肾盂肾炎，造成肾组织逐渐形成瘢痕、丧失功能。由于幼年时的尿路感染没有被充分认知，也没有得到治疗，等到成年后，慢性肾盂肾炎成为肾功能衰竭的常见起因。肾脏是人体的重要器官，如果肾功能丧失，人需要依赖透析生存或进行肾移植。

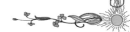

尿路感染的时候，细菌在泌尿系统内繁殖，引起炎症。如果不马上控制感染，会很快扩散到肾脏，以及身体的其他部位。这会让尿路感染成为潜在的重症。

小孩的第一次尿路感染往往出现得比较早，一岁前就可能发生。如果小孩是男孩，往往发生在出生后的前3个月。如果是女孩，则常见于出生到一岁间。尿路感染多见于女孩。

因为第一次尿路感染往往反映了泌尿系统构造上的畸形，所以会发生在小孩的生命早期。因为这种畸形会导致尿液从肾脏往外流动的过程中出现异常，尿液会趋于停滞状态，促进了细菌的生长，而在正常的情况下，偶然到来的个别细菌会在排尿时被清除出体外。最常见的问题是尿液从膀胱反流到输尿管。

孩子生病怎么办？

如果碰到以下几种情况，我们就得质疑小孩是不是有尿路感染：

● 如果小孩光发烧，而没有其他的体征（如咳嗽或流鼻涕）；

● 如果病孩是女孩或者初生婴儿；

● 如果小孩发烧38.5℃以上，超过了常见的72小时（发烧72小时常见于病毒性疾病）；

● 如果小孩看起来病得很重。

要诊断尿路感染，我们必须做尿液分析。如果的确有尿路感染，分析结果会显示有白细胞的存在，尿培养结果也会在24~48小时内显示出细菌种类。

怎么采集用来做培养的尿样非常重要，它会影响到诊断正确与否。可接受的采集方式有：直接从尿道采集和膀胱穿刺采集。

我们可以用粘贴在皮肤上的小袋收集尿液，用这种方式收集来的尿液仅仅用来评估尿液的化学成分和白细胞的存在是可以接受的，但是不可以用这种尿液来做细菌培养，因为这些尿液可能会被自然生存在这一区域皮肤上的细菌所污染，但那些细菌不一定是造成感染的细菌。

如果患有尿路感染的婴儿没有被予以治疗，将会对婴儿产生致命的危险。如果小孩有尿路感染，却没有被正确地诊断治疗，又复发了（因为医生没有诊断，就给了抗生素，而抗生素不是针对致病菌的，或者剂量不对，或者太早就停了药），那么肾脏功能可能会逐渐丧失，等小孩成人时会发生慢性肾盂肾炎，最终导致肾功能衰竭。尿路感染往往会不止一次地出现在同一个孩子的身上。

一旦做出诊断，我们必须试着去了解感染原因，并检测是否有尿路畸形。为此，我们可以用超声波（B超）和排泄性膀胱尿路造影（VCUG）来查。

在某些情况下，医生会建议连续使用几个月的抗生素，来减少感染复发的可能性，直到膀胱输尿管反流的情况大大改善。

菲菲的"小妹妹"①发痒

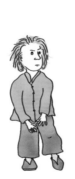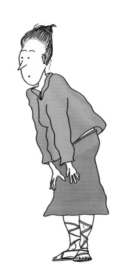

　　菲菲 4 岁半，是个非常活泼的小女孩，妈妈说她只有在睡觉的时候才能安静下来。妈妈带她来医院看医生不是因为她有什么严重的问题，可妈妈还是有些担心，因为菲菲说她的"小妹妹"疼。

　　妈妈发现她的"小妹妹"的确有些红，妈妈想，小姑娘是不是有尿路感染呢？应该不是，因为她和平常一样满地到处跑，而且她的身体一直很好。

　　我仔细检查，看到菲菲的外阴皮肤有些红，但是也没有什么特别明显的

---

　　①在中国，大家习惯称小男孩的性器官为"小弟弟"，以此类推，我把小女孩的性器官称作"小妹妹"。

不正常。尤其是外阴处没有令人生疑的浓液或异味。

我问菲菲妈妈，她是不是自己上厕所，自己擦屁股。她妈妈说有时她陪着她去，但是她独自去的时候越来越多。

但是妈妈也注意到，菲菲有时候会出现小意外，尤其在她玩的时候或者特别专注于某件事的时候，妈妈得提醒她去上厕所。有时她在跑去上厕所之前，先在原地打转，憋着尿，同时还继续忙她手上玩的东西。

这种情形，在菲菲这个年龄段的小孩身上很常见，大部分情况下，这并不表示膀胱有问题，而只说明小孩还在学习的过程中。这可能很好地解释了为什么菲菲"小妹妹"疼。

我认为有几种情况可能会使得菲菲外阴老有尿液，致使细菌衍生，使她感觉不自在。

我和妈妈解释要注意以下几个方面：

1. 首先菲菲得养成有规律地上厕所的习惯，不要等到最后一分钟，等到憋不住了，或者等到小内裤已经湿了再去上厕所。这样做可以避免尿液弄湿裤子，因为内裤里有一点点尿常常不容易被觉察到。

2. 她尿完擦干的时候，得教会她从前往后擦拭，不要从后往前。如果反着来，她会把细菌带到前面，增加瘙痒的可能性，甚至会导致尿路感染。每次好好擦干净"小妹妹"，可以减少尿的存留和细菌衍生的机会。

3. 菲菲4岁半了，可以开始独自擦拭了，但是家长可以陪伴她，教会并鼓励她用正确的方法进行便后清洁。

在大部分情况下，有这些措施就足够了。有些时候我们发现，小女孩的膀胱排放不彻底，尤其是一些容易便秘的女孩，会出现和菲菲一样的情况（菲菲并没有便秘）。如果有便秘的话，那得先解决便秘的问题。如果还不行，最好去看尿道专家，比如泌尿儿科医生。

为了缓解瘙痒，我们也可以有规律地在感染的皮肤上抹上一层氧化锌，抹几天就可以。

菲菲慢慢地学会了不等到来不及了再去上厕所，而且在妈妈的帮助下，菲菲学会了撒完尿后从前往后好好擦干净。感染很快就消失了。

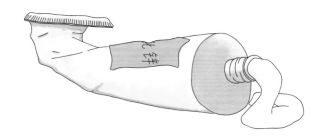

更多信息：

外阴阴道炎

小女孩很容易患外阴阴道炎。外阴阴道炎是指外阴瘙痒，最终伴有阴道炎症的状况。这些炎症往往是因为清洁得不干净或外物刺激引起的。

小女孩会抱怨阴部瘙痒、刺痛，检查后会发现外阴大阴唇间发红，阴道区域也可能发红。也有可能有分泌物，甚至发臭、有血腥味。

在青春期到来之前，小女孩的外阴部位没有受到雌性激素的影响，因而还没有具有保护作用的乳酸菌，青春期后自然生长的乳酸菌和它们生存的酸性环境抑制了其他潜在致病菌的生长。

小孩青春期前的生理状况使得外阴和肛门之间更加缺少保护的屏障。

因此，微生物，包括致病性微生物就会更容易在外阴区域繁殖。这些微生物通常是大便里的常见细菌（例如大肠杆菌），位于肛门附近。

还有其他的细菌，来自呼吸道的细菌（如A组链球菌，金黄色葡萄球菌）也可能导致感染性外阴阴道炎。

青春期以前，阴道的念珠菌感染比较罕见（如果小孩长时间使用抗生素、有免疫抑制或糖尿病时，可能会出现此感染），道理和上面讲的一样，青春期前外阴生理卫生环境不利于这种酵母菌的生长。

治疗方法主要是改善外阴部的卫生条件：

● 擦屁股要从前往后，不要再返回往前擦；

● 使用干净、无刺激、不含清洁剂的纸或湿巾；

● 大便以后好好擦干净肛门及周围区域。

家长也应该让孩子逐步学会：不去玩弄外阴部位，尤其不要用脏手玩。

和发生尿布疹时的情况一样，家长可以使用氧化锌来保护皮肤，解决炎症问题。也可以给孩子泡无皂温水澡，时间不要太长，这样可以让小孩放松，也有助于清洁阴部。之后要好好地冲洗干净，并擦干阴部。这些建议和用于治疗尿布疹的建议相似。

如果怀疑小孩有感染性外阴阴道炎（例如，如果上面提到的简单方法无效，或者临床评估后有怀疑），那就有必要用棉签来取样，做培养识别致病微生物。更为重要的是，治疗感染性外阴阴道炎需要特定的治疗方案，需要口服抗生素。

爱丽莎一撒尿就叫疼：
尿路感染的曲折故事

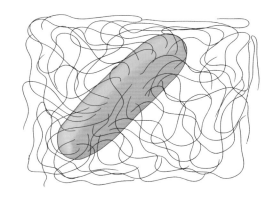

　　我常常利用看两个病人间的短暂空隙来写几行。今天讲了菲菲的故事后，我看了一个 5 岁的小女孩，她来医院也是因为有尿道方面的问题。

　　她的名字叫爱丽莎，她妈妈向我讲了她的情况，我于是想到还有另一种不同于菲菲的故事，也值得一讲。

　　两天以来，爱丽莎一撒尿就叫疼。疼是从里面来的，辣辣的。她得常常上厕所，可是每次只能尿一点点。她晚上也得起来上好几次厕所。

　　她不发烧，而且挺有精神的。她妈妈回想起来说，十几天前，爱丽莎发了 5 天烧，除了背上疼得厉害外，没有别的不适。之后妈妈带她来医院看过我的一位同事。

这位同事诊查后，没有发现什么特别的异常，抽血做了检查，结果发现白细胞每立方毫米有 13000 个，C 反应蛋白 (CRP) 是每升 108 毫克。白细胞的数量除了略高之外，也没有什么特别的，但是 C 反应蛋白数值高得不正常，比正常值高出十几倍（正常值为 0~10 毫克／升）。

我的同事认为爱丽莎有细菌感染，开了 10 天的广谱抗生素，这种抗生素常用于治疗呼吸道细菌。总之爱丽莎很快就感觉好多了，烧也退了。

小孩发烧 5 天的事实应该促使医生自问个为什么，去找寻更深一层的原因。在血液里面发现了不寻常的数值也传递给医生一个信息，告诉他这是种需要医疗介入的疾病。正因为如此，我的同事认定爱丽莎是被细菌感染，所以他就依此来进行治疗。

但问题是，我们并没有一个明确的诊断，能够解释发烧的原因和不正常的血检结果。

现在爱丽莎重返医院，她现在的病，会不会是两周前被治过的某种感染卷土重来了呢？事实上，医生没有探寻具体感染部位，很有可能抗生素对这部位的未知细菌起了一些作用。有可能感染部位没有得到或没有得到足够剂量和疗程的抗生素，也有可能致病菌只部分地对所用抗生素敏感，所以疾病暂时缓和了一段时间。

医生本应该在治疗前做些别的检查来完成整个探索过程。最好给小女孩做尿检，特别是给那些嚷嚷背痛，但没有其他临床症状，比如咳嗽、流鼻涕的小女孩做尿检。

我们可以从尿检结果里看出是不是有感染（即是否有白细胞），然后可以做尿培养找到细菌，确认是哪种细菌，查查它们对哪些抗生素敏感。

可是一旦用了抗生素，那再做培养就是空想了，即便致病菌只对所用抗生素部分敏感也不行。

没有寻找导致感染的元凶就开始治疗，我们就无法得到诊断——是尿路感染吗？也无法确认病原——是哪种细菌，对什么抗生素敏感？

对感冒不做病原诊断没有关系，因为感冒总是自行痊愈的。用抗生素治疗感冒是完全无用的，甚至可能产生同药品相关联的副作用，这比感冒本身还要麻烦。

医生开出抗生素，以为治疗的是某种病，实际上病人得的却是另一种病，这当然是个问题。要是感染是细菌性的，并影响一个至关重要的器官——肾，那么尿路感染会是潜在的严重问题。

有过尿路感染的儿童也有再发尿路感染的可能，所以及时知道小孩得了尿路感染尤为必要。

正因为如此，医生应该尽量先不用抗生素，只有在确认推测的细菌感染存在且能够合理地解释病人的病史，及必要时做化验检查后，才用抗生素。

如果可以在疑感染处取样，那医生应该在首次给抗生素前就做培养。几乎身体所有的部位都可取样。但中耳炎和肺部疾病除外，那是因为，在这两种情况下，医生较容易从临床看出这两个部位有没有感染，而且也知道哪种细菌在那里生长，它们一般对什么抗生素敏感，而且它们对抗生素的敏感性也比较稳定。

这样，我做了一个尿液显微镜检查，结果表明每视野有20到30个白细胞，这是个很不正常的数值，也说明尿里有炎症。我们在良好的无菌环境下采集了尿液标本后，送去实验室做尿培养。

在等待尿培养结果的同时，我开出了经验性处方，即开出了尿路感染常用抗生素。如有必要，我们可以调整用药，因为等我们有了培养结果，就可能在里面找到致病菌。

4天后，尿培养里发现了奇异变形杆菌（奇异变形杆菌是人体消化道的常见细菌，是尿路感染的常见病原菌），它对我开出的抗生素敏感，但是它对我同事开了10天，菲菲只吃了5天的抗生素有耐药性（即该抗生素不能杀死该病菌）。我们永远无法知道前后两种疾病是否有关联，但是那些相关体征，第二次感染里的细菌对头次抗生素耐药的事实意味着二者有可能有关联。

这个故事很有代表意义，说明了在诊断、治疗以前得很好地了解疾病的本源。

和消化有关的问题

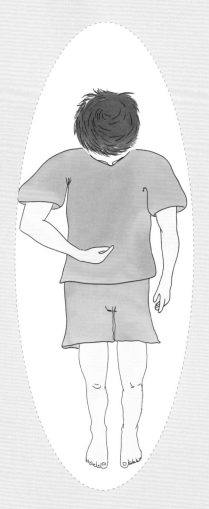

小孩消化系统出现问题时，家长总是十分焦虑，所以经常有人来咨询这方面的问题。

门诊工作的老生常谈包括腹痛、呕吐、腹泻或便秘。

好在大部分情况下这些问题都是轻微、短暂的。当然，必要的时候，医生得识别出一些不常见的问题，因为这些问题需要医疗介入或外科手术，否则会有严重后果。

肠胃问题一般来说很简单，但糟糕的是，太多家长因为信息缺乏，不得不住院或因同一问题多次向医生求助。

李昂吐了：他得了胃肠炎

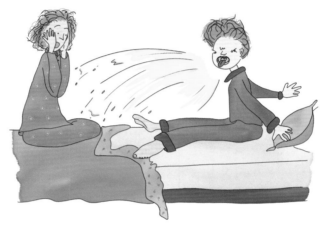

孩子呕吐带血往往让父母感到非常不安。好在大多数情况下，呕吐物里面只带有微量的血液或血丝。这种情况通常发生在孩子呕吐较多时，如果孩子总体精神状态良好，家长就不用过度担心。但是如果呕吐里出现大量的红色血液（称为呕血），那就很不正常，应该马上由肠胃科医生进行检查（出血位置可能在上消化道、食管或者胃里）。

还有种情况也时有发生，而且总让父母很担心：母乳喂养的新生婴儿溢奶中出现血迹。门诊里绝大多数情况下碰到的婴儿溢奶血迹来自妈妈的血液。虽也有分析技术可证明血迹源自母体，但要确认也不易。得根据孩子带血溢奶重复发生的次数、血量的多少、孩子总体精神状态、是否有特别的病理等方面分析，再进行额外的检查。

"医生，昨天晚上，他全吐了！连水都吐了，他刚刚在候诊室里也吐了！可是他的胃里什么都没了呀……我都看见他吐血丝了！"

你可以想象妈妈焦虑的样子，那焦虑同空气中的胃酸气息相交相融。啊，看看吧，我们这行当的光辉时刻！

小家伙 3 岁左右，衣服上有些脏点点，看起来倒不是精神不振的样子。与其说是孩子肠胃不舒服，倒不如说，是妈妈比较难接受儿子肠胃的不畅。来，让我们坐下来，安静地回顾一下这次消化不畅的历程。它的开头很像我们常听的某个故事。

从前，有一个小男孩，他放学回到家，他对妈妈说："我不舒服，妈妈。"妈妈温柔地回答道："宝贝，你去客厅的沙发上歇会儿吧。"5分钟后，小男孩在沙发上悄然无声地睡着了。妈妈自言自语道："宝贝今天真是累坏了。"

两个小时后，妈妈叫醒了小男孩："宝贝，该吃饭了。"餐桌上的小男孩半睡半醒，吃了几勺，就说："妈妈，我吃不下了，妈妈，我肚子疼。"他什么都不想要，于是妈妈把他放到床上，他倒头就睡。

半夜时分，爸爸妈妈突然听到小男孩的哭叫声："妈妈，我肚子疼。"等爸爸妈妈疾步走到床边，小男孩突然嘴巴大张，一大堆东西喷薄而出，墙上、地上到处都是，头一天的午餐都给吐出来了。

这个故事还讲到了爸爸妈妈半夜打扫卫生、换床单、换睡衣……细节就省了吧，当然还有把姐姐吵醒的那部分，也跳过去吧。总之，这就是家庭生活，家庭苦乐的一部分，我们每天不都在创造故事里的某一篇章嘛！

这时候，我们的小主角就在我面前，玩着他的小汽车，他妈妈在不厌其烦地弹奏着刚被我记下的昨夜小夜曲。"医生，该怎么办呢？他什么都吃不下！"

是得让他在胃里存些东西才行，我心说。我对这可怜的妈妈怎么说也有点同情了，当然她不知道他儿子的问题出在哪儿。

实际上，小孩子的呕吐有点像感冒。我感觉每次得解释上万遍，才能让家长放心；我得从天亮一直解释到天黑，才能满足我的病人。这有点像《一千零一夜》的故事。囚犯得每天讲一个有趣的故事给国王听才能免于一死。只不过在我的故事里，囚犯总是我，而国王（我的患者）每天都在变。要是能把国王们全聚集到一起，一起讲一次那该多好！

这个叫李昂的小家伙，肯定是遭到了病毒的攻击，病毒入侵了消化道，演绎出前面的故事。我向妈妈解释道，眼下不少的孩子都有类似情况，这两个星期门诊里很多小孩都有消化道问题。李昂妈妈也认同我的说法，说学校里很多孩子生病了。

"他还撒尿吗？"

"是，但是今天早上没撒多少。"

要多撒了才怪呢。我继续解释道："这可能只是个开始，小家伙很有可能还会拉肚子，甚至发烧。"我说这话的时候，李昂妈妈把手放在李昂额头上，脸上有些焦虑的样子，对我说："是有点烫。"

但这些我们都不必过于担心，因为这是良性疾病，自己会痊愈，我们只要注意让小孩吃好喝好就行。

可是吐成这样，怎么才能让他吃好喝好呢？

李昂把昨天吃的东西都吐了，也就是说把 12 小时前吃的东西都吐了。他消化了的食物可能只有昨天的早餐，所以 18 个小时内他没有消化什么东西。

他之所以把吃的都吐了，罪魁祸首是一种病毒，这种病毒使他没法吸收足够的能量。孩子超过 12 小时不进食的话，血糖水平会下降。血液里的糖分不足时，肝部就会自动生成酮体替代糖，以使大脑获得能量。

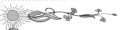

酮体（keto body）：当体内葡萄糖或糖原（肝脏和肌肉中葡萄糖的存储分子）减少时，肝脏会生成酮体，使它成为保障细胞，特别是保障脑细胞运行的燃料。一般来说，脂肪酸可被细胞用于能源供给，但是大脑细胞除外，大脑细胞不能从血液里提取脂肪酸。但是大脑细胞可以吸收酮体，而肝脏能用脂肪酸生成酮体，酮体可在人不进食时为脑细胞提供持续的能量。但是酮体带来的问题是，它会让人呕吐，特别是小孩本身就有呕吐情况的时候，酮症（即体内酮体过多）会更严重。

要停止呕吐和酮症的恶性循环，就必须让身体重新获取糖分，从而迅速抑制酮症。如果小孩吞咽没有问题，可以很容易通过吃糖来完成这一过程。

这种酮体替代糖的过程，会使呕吐的可能性增大。开始的时候，孩子呕吐是因为病毒，然后，呕吐是因为身体不能获得足够的能量，产生了应激反应。所以恶性循环形成了，我们得中止这种循环，得在这一过程中加入糖分，中止酮体的生成。

  孩子生病怎么办？

要加糖来实现良性循环也很简单，或者口服，或者静脉注射输入。就我个人而言，如可能，我更倾向于口服，我敢打赌李昂会同意。

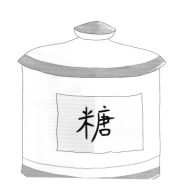

在我的行医生涯里，我试用过浓度不同的糖水，但还是有不少孩子会呕吐。我也试过白糖块，反正口腔里有口水，能很快把糖化掉，然后被吸收，这样可以减轻呕吐。到目前为止，我还没有找到比这更有效，而且更简单的方法，这样做可以帮助孩子重新开始进食。吃糖以后，孩子往往会重新获得一些能量，病看起来也会轻些。

所以我去后面的厨房里找了几块糖块，给了李昂，当然我先征得了他妈妈的许可。

在吃糖块之前，李昂用怀疑的眼神看了看他妈妈，心中想着："为什么现在我可以吃糖，是不是后面有什么超苦的药在等着我啊？"他妈妈也不太明白为什么她花一大笔钱来看医生，难道就是为了让医生给块糖吃？

我对妈妈解释，一小时内让李昂敞开了吃。我没法告诉她吃多少就够了。但是我知道一小时后，孩子就会好多了。

吃了"糖药"以后，李昂就能重新开始进食了，再呕吐的可能性极小。当然病不会马上就好，但是至少他能吃东西了。

因为他生病没什么胃口，每次会吃得很少。所以一定要增加进食的次数，这样才能保证他24小时内吃喝足量。因为胃口不好，李昂每餐只能消化一点点食物，如果和平常一样一日三餐，那就没法保障身体正常运行所需的能量和水分，更别提他因呕吐、拉肚子和发烧而损耗掉、需要重新获得的能量了。诀窍就在于一天多吃几餐，每次少吃些，也就是少食多餐。

妈妈问："是不是要给孩子准备特别的饮食啊？"

孩子并不需要什么非常特别的饮食，最好的办法是饮食多样化，尽量接近日常饮食。但家长要特别注意以下事项：蛋白质和脂肪含量高的食物，尤其是肉、鸡蛋、牛奶等会延缓消化时间，增加呕吐的风险。所以我们每餐要

益生菌 (probiotic)：是通过实验室选定的非致病性细菌，可以口服使用。发展中国家用益生菌预防和治疗腹泻显示出益生菌的有益作用。有些菌株似乎对应对特殊腹泻——难辨梭状芽孢杆菌性腹泻——效果很好，这种腹泻和反复使用抗生素有关。可是，没人知道其中哪种菌株确确实实对缓解腹泻有作用。因此，我们需要更多的相关研究出台，才能建议孩子在腹泻期间常规性地使用益生菌。

笔者的意见：
益生菌对腹泻产生有益影响的作用机制可能是基于各种菌群在肠道内的平衡分配。益生菌是肠道正常菌群中的一员，多种菌群的平衡分配源于饮食均衡、多样化，这样可以促进身体自行选择个性化的益生菌群体。
对于新生婴儿，在6个月以前完全母乳喂养，之后增加多样化饮食，这种方法是培养均衡且有保护作用的菌群的最佳方案，可以避免孩子营养不良。

少放些，但是要保持食品的多样化。这样可以缩短病程。

具体来说，我一般提议家长准备各种粥类，里面放些蛋、肉和青菜、盐。粥羹的好处是里面含水丰富，大米或小米所含营养丰富，再加上少量蛋或肉，是对抗疾病、营养不良和脱水的好方子。另外，这些粥家长准备起来也很容易，而且可以一次准备一天的用量，比较方便。

"不用给别的药了吗？"

"一般不用，除了某些特殊情况，比如医生看到孩子存在比较明显的脱水现象时。我知道现在市面上有很多药物宣称可以帮助消化、保护肠胃、增强肠胃功能或治疗拉肚子。也有人推荐服用锌和益生菌。听起来好像有用，但是到目前为止，什么情况下用这些会对人有益也还不是很清楚。至于具体什么益生菌可以有效地减缓疾病、缩短病程，都很不明了。"

经常有这样的情况发生，药开了不少，可是孩子还是得重回医院，因为没人给家长好好解释过饮食的基本道理。特别是酮体替代糖的道理，更是几乎没人解释过。

孩子脱水的时候，也往往是血里面电解质不正常的时候，这时可以服用一种盐和糖的混合物，把它和水混合可以纠正水分不足的问题。我们把这种混合物叫作"口服补液盐（ORS）"，但是如果呕吐严重，即便 ORS 也会被吐掉，除非首先解决酮体过多（即酮症）的问题。

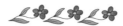

"好，现在情况您都了解了。判断治疗是不是成功，只要看孩子的状况就行了。如果他能玩，即使有时有劲，有时差些，那也说明他是在朝好的方向发展。如果他连玩的兴趣都没有，情况更糟糕了，那您就得回来，我得再看他。有时即使我们做了所有该做的事，也会碰到棘手的情况。如果一切正常，小家伙需要 9 到 10 天才能完全恢复。在极少见的情况下，要 15 天才能康复。"

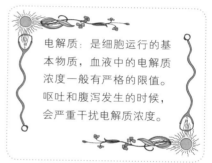

电解质：是细胞运行的基本物质，血液中的电解质浓度一般有严格的限值。呕吐和腹泻发生的时候，会严重干扰电解质浓度。

我给李昂做了检查，他肚脐那儿有些痛，但其他地方没问题。我听到他的肚子在唧唧咕咕的，我想他很快要上厕所了。

李昂已经吃了 4 块糖，他一边吃一边玩着他的小汽车。

"李昂，你和医生说再见吧？"

"再见医生。"他用手举着小汽车晃了一晃，又转身玩去了。

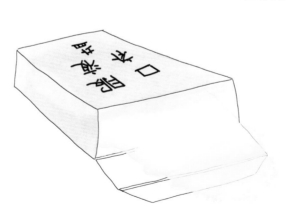

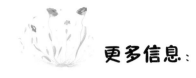 **更多信息：**

呕吐

呕吐是指胃里的东西由于受到了强力积压经过食道由口腔回流出来。呕吐的成因很多时候和消化系统有关，但也可以和消化系统无关，尤其是当呕吐是由中毒、代谢、神经、外科手术等原因造成的时候。

小儿呕吐最常见于发生传染性胃肠炎的时候，而且这时呕吐常伴有腹泻。

非热带区域的病毒性胃肠炎常常由下列病毒致病：轮状病毒、腺病毒、诺如病毒和肠道病毒。

大家不要把呕吐和反胃混淆起来，反胃的时候，胃里的东西会在没有抛射压迫的作用下自动回流。

呕吐之后如果不及时补水，可能会导致脱水，有时会引发严重的代谢异常。呕吐如果发生在低龄幼童身上，需要特别注意，如果孩子什么也不要吃，情况越来越糟的话，那就应该马上去看医生。

如果得了胃肠炎，孩子可能会呕吐得很厉害，往往因为酮症使呕吐加剧，而酮症又与食物摄入量减少有关。

李昂拉肚子了！

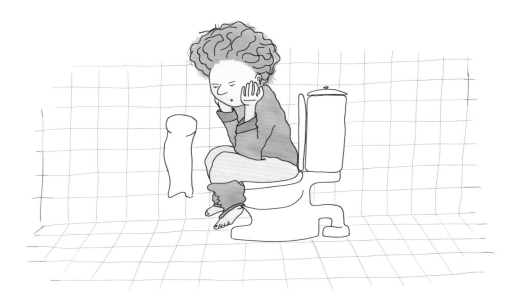

　　第二天一上班，我意外地发现我的朋友李昂又来了。还好，他看上去像没事的样子。可是他怎么又来了呢，难道昨天我忘了说什么了？

　　"医生，我又来了，因为昨天下午，他肚子还是很痛。他倒是没再吐，可是他还没来得及跑到厕所就拉出来了，他的粑粑特别稀。后来他肚子好些，可是等到晚上又开始了，拉了好多次稀。我想最好给您看看，因为真是每隔半个小时他就拉一次稀！我没办法，只好给他穿上了纸尿裤。看，我带了个过来。您看，都是水状的了，而且还有没消化的东西在里面，您不觉得该给他做个培养，看看是什么原因让他拉肚子吗？"

好，我承认我昨天可能没有说全。可是我记得我已经说了不少了。我肯定提到了在呕吐的情况下，有拉肚子的可能。好，我们继续吧，希望这次能说得更详尽些。

我问李昂妈妈他吃得怎么样，她用疑惑的眼光看了我一眼。我提醒她昨天李昂吐光了他吃的东西，她昨天特别担心。"哦，对对，"她说，"没问题，没问题了，他的胃口更好了。现在是他粑粑的问题。"啊，能好好吃，那已经算是个好消息了。

关于拉稀，我想昨天我说过，拉稀是这次生病的一个组成部分，如果一切稳定，他还不时地玩耍，那就不用做别的什么，一切都会过去。

我们可以化验大便，但是很可能不会有什么更精确的分析结果，而且检验结果也不会改变我们的治疗方案。最近中国的一个研究表明：90%的拉肚子是由三种病毒造成的——轮状病毒、腺病毒、诺如病毒。我们知道一般来说99%的城市儿童的拉肚子是由这些病毒造成的。

化验室里有诊断试剂可以查出轮状病毒、腺病毒、诺如病毒，如果不是这几种，也可能是肠道病毒，治疗这些病毒性腹泻的方法都是一样的。

在极少见的情况下，我们也会发现细菌导致的拉肚子，比如弯曲杆菌、沙门氏菌、大肠埃希氏菌和志贺氏菌。这种情况下，通常大便里有血，孩子会发烧，而且拉肚子时间往往更长，超过了普通病毒感染引起的拉肚子的时长（普通拉肚子一般来说持续 7～15 天）。而且即使是细菌性腹泻，抗生素治疗并不总是最佳解决方案，如治疗弯曲杆菌和沙门氏菌引起的腹泻时，抗生素治疗有时反而会延长患病时间。

反过来说，如果在大便里发现了血迹，那就很可能需要做培养，因为细菌感的概率提高了，有可能需要抗生素介入。做培养和鉴别细菌也需要时间。

化验大便也往往被用来看有没有"炎症"，但我认为这种做法是不合适的。我们有时会在大便里查到些红细胞和白细胞。糟糕的是，人们往往以此为据，来使用抗生素。不管病因是病毒性的还是细菌性的，我们都能在大便里发现红细胞、白细胞。另一方面，即使把大便放在显微镜下检查一切正常，我们也可能会碰到感染性腹泻。这种情况下光化验大便不能确认什么。

  孩子生病怎么办？

不管在什么情况下，如果我们决定用抗生素，就得首先取大便样品来做培养，一旦开始使用抗生素，我们就再也不能找到致病细菌了。

我记得有个小孩，因为拉肚子，先后用过几种不同的抗生素，可是他拉肚子的原因极可能是病毒性的，用抗生素之前也没做过任何培养。结果他对抗生素没有任何反应。在病毒性情况下，要等 15 天，拉肚子会自行好转。这种时候，一定不要开限制饮食的处方，这种饮食限制往往会延长拉肚子的时间。

事实是那个小孩子最后发展成了细菌性腹泻，这种情况常发于使用多种抗生素之后，这种腹泻叫难辨梭状芽孢杆菌性腹泻，我们能够诊断出来是因为这种细菌会产生一种毒素，能被实验室检查出来。我们最后得让小孩住院，接受静脉抗生素治疗。最后这次抗生素用得合情合理。

所以我向李昂妈妈建议，在这一阶段先不用给李昂做大便检查，如果发现大便里有血迹，或者拉肚子超过了两周，可以再根据情况而定。

"好，您让我放心些了。我也不想乱给他抗生素，更不想让他住院啊！"

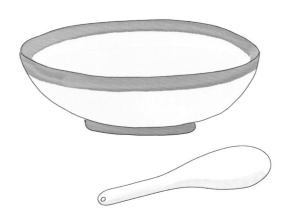

更多信息：

胃肠炎

胃肠炎是消化道感染疾病，可由多种病原体致病。其中包括病毒、细菌和寄生虫，由这些病原体引起的胃肠炎主要的临床表现有呕吐、腹痛和腹泻。

胃肠炎由粪－口途径传播。在世界的不同地区，胃肠炎的常见致病因和发病严重程度也很不一样。卫生和营养状况对发病严重程度有很大影响。

在营养不良和卫生条件恶劣的地区，更容易出现严重的细菌性疾病或寄生虫病。

在某些情况下，胃肠炎经由被污染的食物或水，或者因为食品生产过程中卫生条件不足而被传播（比如肉或鸡蛋的加工）。造成这些感染的常见微生物是诺如病毒、大肠杆菌、沙门氏菌、志贺氏菌、弯曲杆菌或者金黄色葡萄球菌。

胃肠炎的一些临床症状也可由一些微生物产生的毒素引起，比如大肠杆菌、金黄色葡萄球菌、志贺氏菌或难辨梭状芽孢杆菌就能产生毒素，导致胃肠炎。

胃肠炎可分为：

● 没有炎症的胃肠炎，也就是说腹泻爆发时粪便含水丰富，并且无血，这种胃肠炎通常是病毒性的，但也有细菌性的；

● 有炎症的胃肠炎，通常是某些细菌入侵肠道组织，可能出现便血。

轮状病毒是世界所有国家最常见的胃肠炎致病病毒。发展中国家和发达国家的区别在于发达国家由细菌和寄生虫致病比例更低，因为发达国家卫生和营养条件更好。

　　除了轮状病毒，还有其他病毒会或多或少引起严重的胃肠炎如：诺如病毒、肠道病毒、星状病毒、腺病毒、札幌病毒……

　　在普通的医疗实践中，通常很难确定致病微生物。一般情况下，不带血的腹泻通常是病毒性的，而带血的腹泻更多是细菌性的。

　　治疗胃肠炎主要是恢复并保持适当的水分和营养。如果小孩可以喝水，就可以直接从口腔补水，如果小孩太虚弱，可以通过静脉注射补水。

　　有些带血的腹泻最好用抗生素治疗，但这要根据细菌种类和临床情况来判断。

　　对带血腹泻的大便进行培养有助于识别病菌，如果需要使用抗生素治疗，大便培养就很有必要。大便培养也对抗生素选择有指导作用。

　　母乳喂养具有保护作用，能抑制胃肠炎的发展，并缓解发病的严重程度。这种保护作用在经济欠发达地区尤其明显。

　　营养不良，尤其是维生素 A 和锌缺乏会严重影响胃肠炎的发病率和发病严重程度。

　　通常情况下，严重的胃肠炎疾病的临床表现为脱水、电解质异常及酸中毒症（血液酸度过高）。

朱立安肚子痛

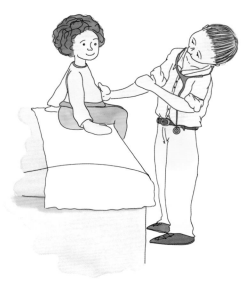

"哎呀，医生，他肚子痛了好个月了。"

"好几个月？我该不是听错了吧？"

"没错，具体多长时间，我说不清，但是我记得秋天的时候他开始说肚子痛，现在都春天了。"

"嗯……"

小男孩叫朱力安，4 岁左右，他正在诊疗室里若无其事地走来走去。他一点也不像生病的样子。他肚子痛过一阵子，又过了这么久才上医院，本身就说明问题不太严重，否则爸爸妈妈早带他来了。

朱力安的爸妈之所以决定带他来医院看医生，是因为那天早上，朱力安比平常吵得厉害些，而且他一天当中又叫了好几次肚痛，加上还有一些别的不适症状。这些因素加到一起突然让他们想起来，朱利安抱怨肚子痛有那么一阵子了。

碰到这样的情况，我首先得放慢呼吸，把自己调到"禅"那一档。这样我可以把自己的愁容舒缓些，因为还没有开始诊查，我就知道我的病人家长会要求一大堆化验检查，而最后也不会查出什么结果。天知道，说不定也能查出点什么。

总得从什么地方开始吧，我于是问妈妈："朱利安一天肚子痛几次？"

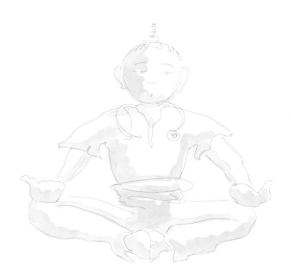

"这要看了，也不是每天都痛。"

"那平均一周几次呢？"

"嗯……差不多一周三次。可也难说，因为他上学，在学校里，我不知道情况怎样。朱利安，过来，到妈妈这儿来。"

朱利安这时在另一边玩呢，他回过头看了看妈妈，妈妈叫了两声后，他走了过来。妈妈搂着他，贴近他的耳朵，用很温柔的声音问道："我的小宝贝，你在学校里是不是有时也肚子痛？"朱利安朝天花板瞅了两眼，在妈妈的再次追问下，笑着点了点头，然后又跑开玩去了。妈妈看着我，带着问询的表情，没说别的。嗯，一番对话下来，我们了解了什么情况呢？

"学校里老师说什么了吗？"

"没说什么，他很喜欢上学，从来没有抱怨过。"

"好，我们现在知道朱力安说他肚子一周大概痛三次。那他是不是在哪个特定时间，比如饭前、饭后说肚子痛，或者是在其他时间，和吃饭完全没有关系的时间里说肚子痛？"

"这可难说了……是，有时候是饭后，有时候是下午。我揉揉他的肚子，然后就好些，他又去玩了。可是有一次晚上他肚子特别痛，都哭了。"

我得好好地控制我的呼吸，如果我不控制，脉搏会加速，因为我还无法抓住疾病的踪影。我的"禅"状态马上要去爪哇国了，而我的臭脾气很快要上来了，我得说话才行。

"嗯，好。我认为我们可以用一种更系统的方法去探寻朱利安的问题。

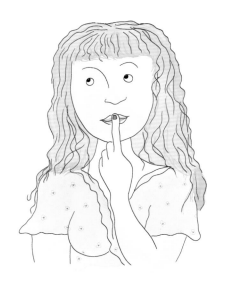

我是说您可以试着在家里更精确地记录他叫肚子痛时的情况。"

第一、您可以根据时间来记录：

1. 一周几次？

2. 和他当时的活动有什么关联，或者和一天内某个时间段有什么关联？疼痛可能发生在任何时候，还是只是发生在特定时间段，比如周末？

3. 是否和饮食有关联：比如在饭前还是饭后？

4. 疼痛的时间有多长？

第二、您可以根据疼痛情况来记录：

1. 他的反应怎样？他看起来很疼，疼哭了？

2. 他疼得停下来不玩了，还是继续玩游戏？

3. 他什么情况下说不疼了？在肚子上揉揉就好了；还是用了安慰剂（没有药理作用的物质）；或者是在用了止痛药，比如对乙酰氨基酚还是布洛芬后才好了？

第三、您可以根据地点记录：

是否疼痛只发生在某些地点，从来没在其他地方发生过？比如是家里，是学校，还是什么地方？

"您记录疼痛的时间和地点的时候要注意保持客观性，也就是要避免在记录的时候自己开始诠释；否则会使记录出现偏差，导致分析失误。"

"这样，过了……比方说15天，我们可以再见面看看记录结果，然后试着得出些结论。"

"当然，整个过程是有些麻烦，但是只有这样才能比较精确，可以让我们知道要检查什么，也才能找到问题所在。"

"您不觉得他可能对什么过敏吗，比如对麦类蛋白过敏或乳糖不耐受？我们可不可以做这方面的化验检查呢？"

"我们当然可以做麦类蛋白过敏、乳糖不耐受化验，还可以做其他可能出现的一系列问题的检查。但是，我们一定要清楚为什么要做这些化验，是为了确认哪种疑问而做这些化验。"

"要知道，化验检查的结果并不是完美无缺的，而且有可能误导医生。化验检查都具有灵敏度和特异性的问题。灵敏度不高的化验查不出疾病，可疾病确实存在，我们把这种化验结果称为'假阴性'。相反的情况也存在，本来病人没有问题，化验结果却说有问题，给出了'假阳性'的结果，这是因为化验的特异性不高。科学工作者在研发一种化验产品的时候，总是尝试着尽可能使化验具有最大的灵敏度和特异性。问题是，出于自然特性，一种化验越敏感，它就越缺乏特异性。"

"如果我们做化验之前没有确切的想法，比如没有客观的临床事实，我们就会进行一些特异性不足而灵敏度最大化的化验，从而增加了'假阳性'的风险，也就是说容易错误地认为通过化验结果得出的疾病确实存在。"

"此外，我们有时的确会碰到不寻常的情况，但是它不会影响目前的疾病，也不会在日后造成什么问题。如果这时给予诊断，就是英美人所说的'过度诊断[①]'。"

"医生在要求做化验检查的时候，一定得做好准备，预想有可能碰到上述情况。所以我们要求化验的时候总得以临床疑问为依据。医生的工作就是给这些疑问定性，并且尽可能让化验的阳性结果反映的是疾病本身。"

我看见朱力安妈妈的眼皮在打架了，太复杂了，赶紧说点别的。

"我们给朱利安做一下检查吧，朱利安，你来吧？"

我伸出手，把他抱到了诊查台上，让他妈妈也靠过来。

"我要看看你的肚子，朱利安，你躺下来，对了。哦，你的肚子可真不小哦！"

---

① 见：《我们如何伤人》／"How We Do Harm"，Otis Webb Bradley MD，Paul Goldberg, St. Martin's Press, 2012；以及《过度诊断，让健康追寻者生病》／Overdiagnosed, Making people sick in the pursuit of health, Dr Gilbert Welch, Lisa Schwartz, Steve Wolochin, Beacon Press, 2012

他的小圆肚子紧紧地裹在 T 恤下面。"你的小肚子里装了什么东西啊？"

"好多东西，医生！"他妈妈回答道："不是吗？我的小宝贝？"

"好，听着，朱利安，我现在要在你的肚子上按一按，我会到处按，如果哪里痛，就告诉我好吗？"

朱利安笑着点点头。

我开始了探险："这里痛吗？那这儿呢？"朱利安开始说痛，然后说不痛，然后在同样的地方又说痛，小脸笑开了花似的。"这儿呢？""痛，也不痛……"他妈妈用手抓抓脑袋，不自在地笑了笑。的确不容易。"那这里呢？"他突然大笑开来，因为我的手变成了痒痒挠了。

我们约好了 3 个星期后再见，我们等着吧，看看是谁之过？

3 个月后，我又碰到朱利安，他这次来是因为发烧、流鼻涕，可很快他就没事了。

我想起来小家伙的肚子问题，就问妈妈："小家伙肚子怎么样了？"

他妈妈笑着说："医生，没事，有时他叫肚子痛，我摸摸就没事了。"

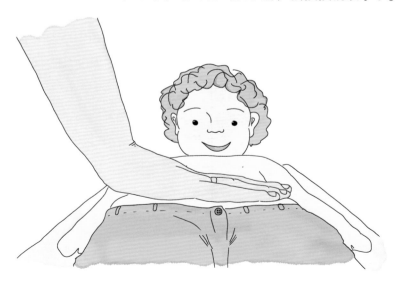

灵敏度和特异性：如果做一项化验室测试的目的是为了查出是否存在某种疾病，那检测结果永远不会展现全部现实。测试结果给出的是一个概率，是结果对应现实的概率。这种概率和现实的贴近程度取决于测试的两个固有特性：测试的灵敏度和特异性。这些特性在测试材料制造的过程中就存在，并且不会因为某个特定的测试而有所改变。

测试的灵敏度指的是测试材料检测被某病感染的人的确得了某病的准确性。例如，如果从100例甲病患者中测出了96例甲病（我们能用别的方法确诊，但往往更难实施或花的时间更长），我们说测试的灵敏度是96％。在这种情况下，4％的实际病例没有被检测出来，也就是说100例测试中会出现4例假阴性。这4个生了甲病的人，将因此被错误地诊断为身体健康。

测试的特异性是指该测试能够准确地识别病人没有受甲病的影响，也就是说，测试结果是真的阴性。所以，如果测试100个没有得甲病的人，结果显示98个人测试结果是阴性。在这种情况下，会出现有2%的假阳性结果，因为100个人中有两个没有甲病的人有了阳性结果，将被错误地诊断为生病了。

最理想的状态是，我们能查出所有真正的患者（高灵敏度），但只查出真正的患者，不把没生病的人查出病来（高特异性）。问题是，在许多情况下，当你增加灵敏度时，同时就减少了测试的特异性，反过来也一样。所以，如果不想错过一个真正的病人（比如在进行筛选测试的时候），我们在选择了一个灵敏度非常高的测试时，就应该再做另外一个特异性高些的测试，来确认疾病的确存在。我们要根据实际情况仔细选择要进行的测试。

当然，测试结果为假阳性的人会在经过一样或几样其他的检查后被认定为假阳性。但是在现实中，有可能把没病的人诊断为有病，使他们受到伤害。正是因为测试的这些特点，所以如果临床诊断怀疑有某种疾病的时候，一定要做一些测试来帮助定位。通过最初的临床评估，可以知道哪些人是更容易患该种病的人群，从而增加检测的特异性，因为实验室检测往往灵敏度高，特异性不高。

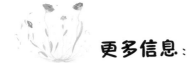 **更多信息：**

腹痛

　　医生经常在儿科门诊碰到小孩抱怨肚子痛。大多数情况下，这些疼痛都是急性的，而且往往是痉挛性的、短暂的。医生也经常碰到各个年龄段的儿童说他们肚子疼，有的痛了几个月了。

　　在这种情况下，有一点非常重要：医生在着手治病之前，要尽可能弄清楚腹痛是不是因为哪个器官运行不正常而导致的。各种诊断都有可能，有时腹痛还可能是重症的信号。所以，了解小孩的病史，再对孩子进行诊查很重要，这样可以帮助医生确定诊断方向，如有需要，也要做化验检查。

　　有一种慢性腹痛（至少每周一次，超过2个月的），和身体器官问题没有什么关联，就是所谓的功能性腹痛。也就是说，人们可以有理由排除器官运行不正常这一可能，但是又没法合理解释腹痛，而且人们也知道药物治疗帮不了什么大忙。腹痛的原因可能是源于消化道中的某些元素（包括某些食物）和肠道神经系统的相互作用。

　　另一种慢性腹痛叫器质性腹痛。这种腹痛常为以下病因所致：便秘、食管炎、肠炎、胃炎、贾第鞭毛虫感染、麸质过敏症（即对麦类蛋白过敏）、乳糖不耐症，饮食中含过量的果糖或山梨醇也会导致慢性腹痛。

　　如果小孩腹痛停止以后仍然很活跃，而且看起来也很健康，同时他的病史和检查又没有明显的问题的话，那就不必担心。医生可以做几项粪便检查，看看大便里是否有血、寄生虫和幽门螺杆菌抗原，也可以做尿液检查，看看是不是有麸质过敏症，还可以加上常规血检。如果结果一切正常，那就可以合理地推断为功能性腹痛。

特别提示

如果儿童的腹痛很厉害，而且日渐严重，或者腹痛影响了他的日常生活，当然应该追根究底，直到找到病因为止。因此，如果出现以下情况，就应该赶快寻找器质性腹痛的病因了，这些表现有：腹泻、便血、严重呕吐、腹部右侧上方或下部疼痛、体重减轻或成长曲线中断、持续或不明原因发热、家族病史中有消化道疾病。

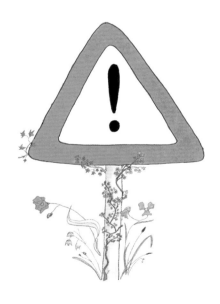

苏菲拉粑粑的时候肛门好痛

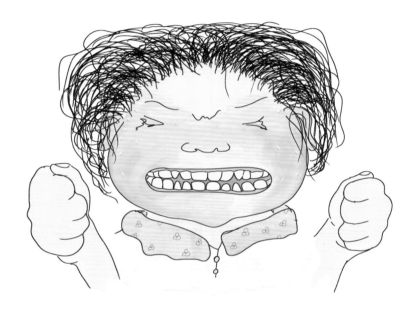

"苏菲，你和医生说您好了吗？"

"您好！"小姑娘坐在妈妈膝盖上，紧靠着妈妈说道。

"你好！"我直入主题，"说说小姑娘的情况吧？"

"我想苏菲是便秘了，每次拉粑粑的时候都很不容易，现在她都不要去上厕所了。当然，不上厕所情况就更糟糕了！对吧，我的小姑娘？所以我上医院来了，我想得采取什么措施，至少不要那么痛就好了。"

"她一直便秘吗？"

"苏菲上厕所一直不是特别有规律，粑粑总是比较干一些，但是平常不会像最近这么糟糕。"

"最近？"

"对，2 到 3 个月了……"

"她吃得好吗？"

"她吃得还行，当然没我希望的那么好！我知道她得多吃些青菜、水果。她特别喜欢面食和米饭、肉、奶和酸奶。您看，她倒是没有营养不良的样子！"

"从吸收能量这方面来看，她肯定什么都不缺……但回到您开始提到的问题，我们有必要看看消化道的问题，消化道就像一个工厂，肠道吸收身体需要的东西，留下身体吸收不了的那部分，即残渣。"

那些残渣在人体内存留的时间长短取决于人吃的东西里含有多少身体吸收不了的物质。如果这些物质在食物中的含量丰富，肠道就会比较快地被填满，之后人很快就需要排泄。反过来，如果这些物质在食物中的含量较少，肠道就需要更长的时间才能被填满。这样，人要等更长的时间才需要排泄。

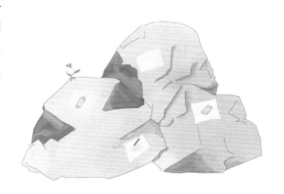

而且，食物残渣在肠道里停留时间越长，里面的东西越容易干燥、紧缩。换句话说，应该多吃含有身体吸收不了的物质的食物。那具体是什么呢？实际上就是我们常说的纤维。这样就能确保肠道可以很快地被填满，让里面的垃圾在变干变硬前就排出体外。

要实现这个目标，也没有秘密可言，得多吃素食、水果和蔬菜。

如果我们平常老吃含纤维少的食物，那么含纤维多的食物自然就吃得不够。而且少量低纤维的食物就可能替代大量的水果蔬菜，比如水果蔬菜比等量的饼干所含能量少很多，所以只需要少量的饼干就能止饿了，而吃水果的话，要吃更多才能止饿……

每个儿童对便秘反应都不一样，有的人会更敏感些。多喝水有助于减缓肠道内吸收水分的过程，减少大便的干燥程度。另外，水果和青菜里含水分丰富，也有助于肠道的润滑。

　　"你看，苏菲，你得多吃水果和青菜，这样拉粑粑就容易多了。"

　　苏菲靠着妈妈，腼腆地笑了。

　　"说到水的问题，吃点心的时候，最好喝水、吃水果，不要喝果汁，尤其是通过工厂加工的水果汁，也不要喝苹果汁。通常喝比较多的苹果汁的孩子容易便秘。家里自备的新鲜水果汁往往比买的好多了。但是直接吃水果更好，水果含丰富的纤维。"

　　"那我们现在该怎么办呢？因为疼，苏菲不要上厕所，有什么办法可以帮她吗？"

　　"我们可以用两种方法软化大便：一是在肛门处使用开塞露，常用的有甘油，具有润滑功能；二是同时可以用口服药，以保留住大便里的水分。常用的有乳果糖，它是一种合成的糖，能通过渗透作用吸收肠胃里的水分，软化大便。"

　　对那些便秘很厉害的小孩，我们可以一天用几次开塞露，连续用几天，帮助小孩排出尽可能多的硬粑粑。同时也要吃药治疗。我们要好好解决饮食问题，为的就是让小孩摆脱对药物的依赖，大部分小孩都可以做得到。

　　如果小孩上厕所很痛，会形成一种心理抗拒作用，想避免排便。我们要先确保在足够长的时间内保持大便湿润，这样切断拉大便和疼痛的联系。

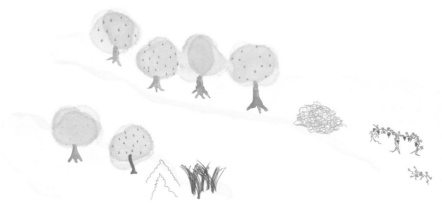

我们得让排便变得有规律，避免大便重新变干燥，形成疼痛、疼痛抑制和便秘的恶性循环。所以每天都要大便。如果到了晚上还没有大便，就得用开塞露。如果这种情况持续发生，那结论就是大便还不够湿润，得开始口服药物，饮食上也得予以配合。

医生往往会开出几个月口服药的处方，然后慢慢减少药量。

"我们看看你的肚子，苏菲，好吗？"苏菲在妈妈怀里拱了拱，把一个手指头塞在嘴里笑着。

"好……"

"你到桌上来好吗？"

"来，我亲爱的。"她妈妈伸出了手。

我检查了一下，她的肠子里积了不少的粑粑。

"哎呀，里面的东西可真不少啊！我们要帮你把它们都拉出来，每天一点儿，这样就不痛了。但是苏菲，得每天都拉粑粑啊！"

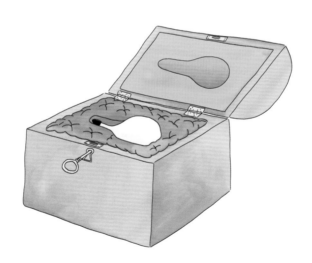

开塞露

 **更多信息：**

便秘

便秘是指因肠道蠕动频率降低，大便难以通行的状况。

有一点需要强调的是，随着年龄的增长，大便的软硬程度和大便次数都会有所改变。哺乳期婴儿的大便通常会呈液状，而且婴儿排便频繁，但是婴儿也会出现一个星期或更长时间不排便的情况，然后拉出的大便呈糊状。婴儿个体间的这种差异是很正常的，这些不是便秘。

喝配方奶的婴儿拉的粑粑更有型，排便次数也少些。

家长往往会觉得出生头几个月的婴儿需要使很大的劲才能拉出大便，可是婴儿的粑粑却是液状的。这可能同婴儿的用力和肛门括约肌开放的协调性还未发展成熟有关。但这也不是便秘。

便秘有很多医学上的原因，但在绝大多数情况下，便秘是由以下几个因素综合造成的：一是饮食结构中，含纤维和水分的食物不足（水果蔬菜不足），二是没有养成良好的排便习惯（幼儿憋着大便，不去拉），这样导致粑粑变干变硬，更难拉，如此形成恶性循环。

应对便秘的治疗方法：

使用开塞露（如甘油），帮助儿童排泄掉直肠内干硬的大便，这些大便妨碍了肠道较高处的大便的排出。

用药物帮助软化大便，例如乳果糖或 PEG(即聚乙烯二醇，除了其他多方面功用，聚乙烯二醇也是强有力的润肠通便药物，其渗透原理和甘油及乳果糖相同）。据目前的综合分析，PEG效果更好，副作用更小。

在孩子暂时获得药物帮助的同时，大人应该帮助孩子改变饮食和排便习惯，直到大便变软，并养成有规律的排便习惯。

严重和长期的便秘可能会引起剧烈的腹痛，大便失禁。这种便秘还会导致尿路感染，也会造成小女孩的膀胱不稳定性——通常是女孩排尿次数增多，伴随着不可控制的排尿需求，并可能出现小便失禁的状况。

小马晚上要奶喝

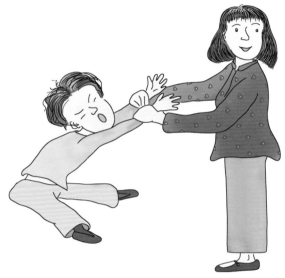

"小马，小马，来，过来，来看医生！"

"不要，不要！"

"来，我的宝宝，到这儿来，医生没有很多时间，你知道，他有好多小孩要看呢！"

小马假装在那儿玩着，不肯离开候诊室。我在诊疗室门口，带着伪装的耐心等着他妈妈下定决心去把他拉过来。小马妈妈口吐怨气地走了过去。

小马大叫了起来，妈妈扯着他的手臂，他任身体自由下坠，由着妈妈拽着往前走。小马实在不想见医生。

因为这个聪明的小家伙知道妈妈为什么带他来这儿。他害怕很快就要和针头有亲密接触了，所以怎么着他也不想过来。

一会儿，两个人来到了我面前，妈妈尴尬地笑笑，说对不起。小马在和妈妈进行拉锯战。

　　苹果手机从包里被解放了出来，安静也随之而来。小马手拿苹果手机，两条小腿在椅子腿周围打晃晃。我们可以开始交谈了。

　　"您还好吗？"

　　"嗯，您刚才看到了……"

　　"哦，对，他才两岁，很正常。我理解，不是很容易。"

　　"就是，我就想说说这个。他半夜还要喝奶，您说这正常吗？"

　　"您认为他需要喝吗？"

　　"他说他想喝。他老是夜里两点钟叫着要喝。我们试着不给他喝，然后他就大喊大叫……您刚刚看到了，他很清楚自己想要什么。"

　　"是……告诉我，你们试了几个晚上？我是说，你们有没有坚持不给他喝？"

　　"没有。他爸爸说他在胡闹，该让他哭会儿。可是他半夜这样又哭又闹，我想，还是给他喝奶简单些。而且看着他哭，我真受不了，更何况他好像真的饿了！"

　　"好，您开始问我半夜他是不是需要喝奶，我的答案是，他的确有一种需求，但不是您所认为的那种，他要喝奶不是因为他饿了。实际上，两岁的孩子白天就能吃得挺好了，而且他也早就可以不用吃东西就能睡一整夜了。"

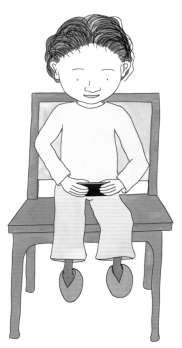

　　小马用眼角扫了我一眼，一副机灵鬼的样子。

　　"对，他以前能一觉睡到天亮的，只是几个月前，他才开始半夜醒，可是为什么呢？"

　　"答案很简单，他养成习惯了。实际上，他叫您的时候，很有可能正处在他睡眠周期最浅的一个阶段，他几乎是醒的。在这一阶段，孩子们通常都会哭闹，过一段时间才会再熟睡。

有可能哪天晚上，比如他生病了的哪个晚上，他醒了，您给他冲了奶粉，他就喝了，但从他的生理需求来讲，他并不需要什么东西。随后每天晚上喝牛奶再睡着就成了一种习惯。小马现在需要您来给他奶瓶，才能好好地入睡。"

晚上喝奶本身不是什么有害的事，但是半夜喝奶会引发蛀牙，尤其对牙龈不好。这一习惯也不是非有不可，特别是我们知道这只是一种习惯，而习惯是可以改的。当然我们知道改变一种习惯也不是一天两天的事，而且可能还会有段困难的过渡期。一般来说，孩子改变这一习惯至少要花 3 个晚上，当然前提条件是父母的决心不变。

"那我们就得让他哭了……"

"他晚上叫您的时候，您不要给他想要的东西，也就是说不要给他奶，当然您要跟他解释为什么。要对他说'不行'，就像您平常白天和他说不行一样。"

小马把苹果手机放在椅子上，从椅子上下来，想要坐到妈妈的大腿上。

"妈妈，妈妈。"他不停地叫，直到妈妈转过身看他。

"怎么了，小马？"

"妈妈……"

"我们在说你的事，宝宝。"

小马用眼角看了我一眼，没说什么。

我继续说："我说什么来着？对了，平常您说'不行'，我想平常您也老说'不行'，对吧。他会回答说'不要'，对吧，有时还会大闹一场。"

"最重要的是，要他能明白您不同意他的所作所为，而且您不会改变主意。同时呢，您也要像平常一样表达温柔关心，让他明白虽然您不会给他他要的东西，但是您还是一样地爱他。话说回来，我们在日常生活中就常碰到类似情形。"

"等到您决心已定，您就可以给他解释为什么今天晚上他会没有奶，因为晚上喝奶对牙齿不好，而且全家人都需要好好睡觉，第二天才能有精神。"

  孩子生病怎么办？

"当然，时间一到，他肯定会醒，会要奶，您要做的就是说'不行'，并且再次给他解释为什么不行。您可以先让他一个人哭5分钟，然后再去看他，如此时间逐渐加长，直到他睡着了。这个过程可能长达一小时。最重要的是您不能改变主意，不要看见他哭了，心就软了，又给他想要的东西，如果那样干吗让他哭啊？"

"小家伙可能需要3个晚上才能和老习惯说再见，一般第4个晚上他就不会醒了。还有就是父母双方得意见一致，两个人都同意了才开始，不要在深夜两点再来来回回讨论对策。"

"哦，我先生才不会反对您的建议呢。"

"好，那您考虑一下，再和先生讨论一下。如果你们决定了，最好找一个周五的晚上开始，这样第二天你们可以休息，补充睡眠。"

"我们走吧，妈妈！"

"那您还有别的问题吗？其他都好？"

"对对，他很活跃，喜欢到处看，到处跑，我没什么担心的。"

"很好！再见小马！"

"走了，妈妈！"

另外，我还得补充一句，孩子半夜醒来叫爸爸妈妈，和晚上要奶喝的道理是一样的，可用同样的方法解决。

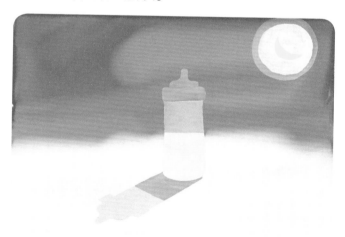

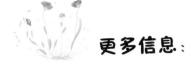

更多信息：

失眠

睡眠和觉醒的交替是体内多个机制相互作用的结果。

有种机制叫体内平衡机制，产生于人体内部的、促人睡眠的物质积累起来，让人产生疲劳和睡觉的欲望。

另一种机制是生物钟机制，它能调节睡眠和觉醒的周期，此周期略高于24小时。这种机制的设置受环境因素影响，尤其受昼夜更替的影响。人通过眼睛感知白天和夜晚的差异，即使感知昼夜的细胞并不是视觉细胞。

当睡眠质量和时间不足的时候，身体会尝试纠正睡眠缺乏的状况，促使人睡觉。我们都有睡眠不足时情绪恶化，脑子不好用的体会。当一个人长期睡眠不足的时候，周围人可以感受得到它的不良影响。对儿童来说，睡眠不足会影响儿童在学校的表现。

随着年龄的变化，睡眠的时长也会有变化。因此，婴儿平均睡眠时间远远超过幼童，而幼童比青少年和成年人的睡眠时间更长。

失眠的种类

儿童睡眠最常见问题之一是儿童很难入睡或保持持续睡眠。这些失眠分为两大类，反映了以下两种问题：一是睡眠需要辅助性或过渡性物体；二是家长很难立下睡觉的规矩，即家长难以让孩子形成良好的睡眠习惯。家长很有必要认识并解决这些和睡眠不足有关的问题，否则会导致家庭生活运转不正常。

在第一种类型的失眠中，孩子养成了一定的睡眠习惯，需要借助这些习惯才能入睡或重新入睡。因此，在幼儿的睡眠周期（1~1.5 小时）结束时，可能会发生短暂的正常觉醒。

当孩子需要一个外来的工具如毛巾、奶嘴、奶瓶，或需要大人抱着摇晃等才能入睡的时候，在晚上短暂觉醒的时候，他也会需要相同的习惯才能重新入睡，比如被抱在怀里拍一拍，把奶嘴放回嘴里，喝牛奶，等等。为此，他会哭叫着，唤醒他的父母。

对于小孩来说，这是种习惯，是可以改的。为了让孩子独立入睡，大人可以给孩子一个他平常喜欢的毛绒娃娃或动物（法文里它被称为"嘟嘟"），陪伴小孩入睡。

改变习惯往往需要几天时间，孩子睡觉的时候，父母要让孩子自己入睡，而不依赖之前养成的、父母想戒掉的习惯。如果家长决定这样做，他们必须要清醒地认识到并接受一种现实，那就是：在改变习惯的几天中，孩子会在哭泣中入睡。

在改变习惯的几天里，家长可以在孩子入睡前间隔几次来看他，给予言语上的安慰，但应该把每次的时间间隔慢慢拉长。

第二种类型的失眠常见于幼儿。小孩不肯按父母要求的时间上床睡觉，导致原定睡觉的时间延迟。这个时候，要制止或约束孩子的行为举止，父母的角色至关重要。家长一定得认识到这个问题，并好好把关，使孩子可以在规定的时间，每天按时入睡。

在正常情况下，很有必要让孩子们养成一个良好的睡眠习惯，让他们知道什么时候该安静下来，什么时候该去睡觉了。

琳琳不肯吃饭

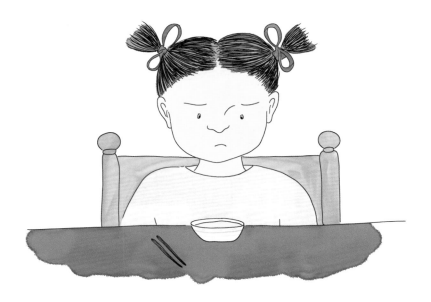

"怎么，她不吃啊？"

"她就是不吃，就是不肯吃！"

我面前的小姑娘叫琳琳，她瞪着大眼睛，用挑战的目光看着我。我真怀疑她妈妈说的话，我根本看不出她有一丁点营养不良的样子。我得详细地问问。

"好，您怎么给她吃饭？您给她一些饭菜，还是……"

"是这样，我给她准备好吃的，一般有土豆或米饭，也有肉、青菜，我用盘子装好给她，她就用手推开。我用勺子喂她，她就把头挪开。我再坚持的话，她就哭。我只好让她去玩。"

"她不饿？"

"不饿，我就搞不懂她怎么不饿！"

"她有没有向您要奶或酸奶喝？"

"对呀，她下午喝奶，午睡前，两点的样子。午睡起来以后，她又吃酸奶，至少还得再吃个香蕉。"

"晚上她吃得怎么样？"

"晚上，要看情况，一般和中午的情况一样。"

"那她最后可以喝奶吗？"

"对啊，那怎么办呢，我心想，这样她至少吃了点东西啊！"

"问题就在这儿：她没有吃她该吃的东西。实际上，她不是不吃，只是她吃的不是您想要她吃的东西。奶、水果和酸奶可以让她不饿，但是她没有吃到她该吃的各类食物。孩子拒绝吃某些食物是很常见的，甚至是很正常的事情。对家长来说，重要的是不能让她乱吃别的东西尤其是她喜欢的东西，来代替她的正餐，因为这样毫无疑问地会导致营养不均衡。换句话说，如果她不吃正餐，就让她饿一饿。我向您保证她不会被饿坏的。她最后肯定会吃您准备的饭菜的。"

您的小孩边吃饭、边玩、边看电视吗？

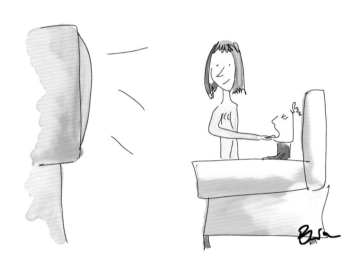

    孩子们真是奇妙得很，在怎么吃饭的问题上，他们极具创造力，他们的父母也极具适应力。家长们以各自的方式顺从着他们的孩子。我有一次开玩笑地问我的病人家长："你们家里谁是老板呀？"因为从他们的描述来看，他们任由自己的小孩随心所欲。

    当然，出发点都是好的，发自肺腑的，当父母多自豪，自己的基因由下一代传承了。可是也该有限度吧！对小家伙说"不行"，难道会伤害他们的精神健康吗？

    有多少父母拿着勺子追在 18 个月大的孩子屁股后面？那时，孩子在肆意地玩着娃娃，玩着汽车或其他什么游戏。"来吃一口，来，给妈妈吃一口。""宝宝，把嘴张张，吃一口！" "帮阿姨的忙，吃一点儿，等妈妈回来，告诉妈妈，你吃了好多。乖，吃吧！"

也有吃饭的时候把玩具拿到饭桌上的，或者小家伙边吃边沉浸在《宝贝爱因斯坦》节目中。还有小宝宝听着天才莫扎特音乐，嘴巴半张，阿姨乘机把饭塞到嘴里："哎，看他吃饭了，真好啊！而且他还在边吃边学东西呢！哎呀，我的宝宝真好啊！"

"如果我们不用这些方法呢？"

"那很简单，医生，她就不吃！"

我个人认为，饥饿是我们生存的原动力，它是如此重要，我相信谁也不会让自己或让自己的孩子饿坏，所以，归根结底：要不他觉得饿，他吃；要不他觉得不饿，不吃（他不要吃饭就是有力的证明）。大人为了不让小孩饿坏，得强迫他或者让他分心趁机填满嘴巴，这理性吗？

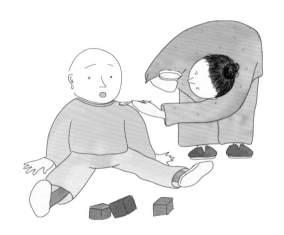

我想孩子们有理由这么随心所欲：如果他们可以得到想要的一切，他当然选择鱼和熊掌二者兼得。如果我们可以边看电视边玩，又有妈妈在边上求着吃饭，为什么不呢？ 多好啊！又可以玩，还可以有当老总的感觉。

听一听这些宝贝们的内心独白吧：

"当然，我们也可以和妈妈一起在桌边上吃饭的，可是，会不会有点……让人难过啊。妈妈喜欢我看《宝贝爱因斯坦》……据说它可以让我变聪明！如果妈妈觉得我过分了，我只要哭一下，不吃饭，然后很快就没事了！吃饭这件事对妈妈太重要了！她记得我是小宝宝时老哭的事，我的眼泪有神奇的魔力，可以让妈妈给我奶，也可以摘走她的心！如果我一餐不吃，她就会想我会不好了，不长了，会生病，妈妈会后悔一辈子的。爸爸肯定也会生她的气。我爱妈妈，我也爱阿姨，她们也爱我，她们都听我的。爸爸说应该让我饿一顿，说我老能牵着大家的鼻子走。反正爸爸老不在家，又不是他得听我哭。我可厉害了，想让妈妈和阿姨伤心她们就伤心，而且阿姨可不想丢掉工作。和她在一起，我想干什么就干什么！"

这难道不是宝宝们的心声吗？

更多信息：

好好吃饭

一岁后，小孩的成长速度放慢，自身活动增加。这会影响到他们的食欲和饮食习惯。大人们会感觉孩子吃得比以前少了，而且容易分心，或者对有些食物没兴趣。这些变化往往使父母担心，因为他们习惯了看自己的小宝宝食量不凡。

这些新情况会让家长迷惑不解。他们想确保自己的孩子吃得饱饱的，结果吃饭的时候，就成了老爸老妈和小家伙干仗的时刻，不容易！

从医学的角度来看，多样化的饮食是身体健康的基础。进餐的过程也应该是和满足、愉快的感觉相联系的，进餐也是家人相互沟通的最好时机。

此外，在我们所处的现代城市环境中，如果不对孩子的欲望加以节制，孩子营养失衡的风险比比皆是。现代商业社会随处可见包装绚丽的各种零食，还有电视上吸引孩子眼球的果汁广告等等，它们都是孩子营养失衡的潜在推手。

因此，家长应该一开始就让孩子养成良好的饮食习惯，不要乱吃零食，避免出现营养失衡。当孩子拒绝某种食物的时候，应该给他尝试几次，而不要马上断定他不喜欢。儿童往往最后会喜欢上他一开始拒绝的食物。如果某一天他吃的食物种类不很丰富，那也没关系，家长要从一周的进食情况来看，保持一周内食物种类丰富均衡就可以了。

相反，如果孩子只吃单一食物，比如只吃面食，或者只吃米饭，或者只喝牛奶，其他吃得很少，那就可能出现营养失衡。所以家长得意识到这个问题，并加以限制，即使和小孩发生暂时的冲突也要坚持。

我也建议家长，让孩子吃饭的时候坐在桌子边，坐在儿童椅上，和家庭其他成员一起进餐。这种情况下，不建议小孩边吃饭边看电视，或者边玩游戏。

吃饭是需要时间的，有一定的时间才能让饱的感觉产生出来。我认为专心进食的小孩，才能更容易感受到腹饱的重要信号。

家长必须严格控制零食和饮品，包括孩子喜欢的成品果汁，因为他们经常能从印着自己喜爱的卡通人物的包装袋上认出这些产品。另外这些产品往往具有高能量，含糖、脂肪和面粉。因此，儿童经常食用这些食物可导致热量摄入过多，损坏正在生长的牙齿。而且，这些零食很有可能影响孩子下一餐的食欲，并相应减少孩子对多种饮食的需求。

更多信息：

婴幼儿辅食添加

对很多年轻父母而言，喂养婴幼儿，尤其是最初的辅食喂养相当不容易。他们知道开始辅食喂养对婴幼儿的健康至关重要，他们也听到各种各样的说法，可是不同的说法往往又自相矛盾。我很能理解这些父母们的各种纠结。

下文中第 1 条和第 2 条内容来源于世界卫生组织，指导家长如何对母乳和非母乳喂养的婴幼儿进行辅食添加。第 3 条出自我本人，具体讲如何准备辅食，这些内容来自我作为儿科医生的经验，也来自我最近再次新为人父的体会（我的第三个小孩刚满一岁）。

母乳喂养婴幼儿的辅食添加

● 辅食开始的年龄为 6 个月左右，这时母乳已经不足以满足婴儿的营养需求（婴儿需要更多的铁和锌，尤其是锌）。而且婴儿的身体已经准备充分，可以进食和吸收不同于母乳的食物了。

● 6 个月以后，母乳喂养应该顺应婴幼儿的需求继续下去，如可能，母乳喂养可到两岁甚至更长时间。母乳给婴幼儿提供能量，尤其是脂肪，包括必需脂肪酸。母乳能够让婴幼儿在生病胃口不佳时，得以继续饮食，从而防止脱水，避免营养不良。

● 家长应积极地给婴幼儿喂养辅食，等稍大一点，家长可以协助幼儿进食，使得吃饭成为愉快的事，家长要保证幼儿吃饭时专心，不被打扰（如不被玩具或电视分散注意力）。

● 家长准备和喂养辅食时要洗手，在干净的地方，使用干净的厨具准备食物，准备好后立即食用。避免用水瓶喂水，因为水瓶里的水易被潜在致病原污染。

● 给幼儿的食物分量要随着婴幼儿的年龄增长逐渐增加，开始时分量小些（同时继续母乳喂养）。

● 辅食的浓稠程度应该是婴幼儿可以接受的（开始给的辅食是半固体、糊状的），而且是那种不会被噎着的，要避免喂那种在口腔里容易碎成小块的食物。食物也不要太稀或太干，太稀的话，营养和能量不足；太干的话，会减缓进食节奏，而且容易噎着。辅食的浓稠度要随着年龄的增长而增加。

● 6~8个月的婴儿一般一天吃2~3次。从9个月开始一天吃3~4次。进食次数不是一个固定数字，是因为它得依据每餐食物的多少和食物所含能量的多少来定。如果每次量少，就要多给几次。过多的辅食也可能影响母乳的持续喂养。

● 每天给孩子的食物要多样化，包括肉类或鱼类、蛋类、青菜和水果。前面讲过，母乳里的重要微量元素，如铁和锌含量相对较低，所以需要辅食予以补充。开始给辅食时，量都很小，因而对食物养分浓度要求较高（养分浓度高不是指液体的浓度高，而是指食物的多样化和半固体状态使得养分浓度高）。果汁和甜饮应当避免，因为它们会影响孩子进食含多种养分食物（即均衡的正餐食物）的胃口，造成饮食的不平衡。茶会影响铁的吸收。发酵的食物不易被致病微生物污染，更有利于一些养分的吸收。

● 为了防止孩子过敏，有人采取不吃或延迟吃某些食物的策略，这种策略还未被证明是有效的，如果避免广泛的食物种类，可能会让孩子产生真正的营养不良。如果家庭成员或近亲中有人对某种非必需食物产生强烈的、可证明的过敏，那避免这种特定的食物还是比较明智的。

● 在发展中国家（工业化地区也一样），婴幼儿微量元素和维生素往往低于期待水平，原因有多种，包括进食动物类食物的不足（低收入人群）以及母亲在孕期和产后阶段的食物不够多样化。世界卫生组织建议必要时（即无法获取各类肉类食物时），使用添加了维生素和微量元素的食物，或者使用维生素和微量元素补充剂。如维生素一节中谈到的，早期提供多种类的食物，包括肉类，将会避免人们对这些补充剂的需求。请参考维生素 D 一节，这对婴幼儿尤其重要。

● 婴幼儿 12 个月以前不要给过量的牛奶，过量的牛奶可能造成肠道隐性出血、铁缺乏，以及微量元素和蛋白质过量导致的肾脏负累。过量指不要作为主食饮用，6 个月后婴幼儿吃些酸奶或少量地进食其他含奶食物并不是个问题。12 个月以前不可给婴幼儿蜂蜜（有肉毒杆菌中毒的风险）。

（http://www.who.int/maternal_child_adolescent/documents/a85622/en/）

非母乳喂养婴幼儿的辅食添加

广义上来说，非母乳婴幼儿的喂养和母乳婴幼儿的喂养类似，不同之处见以下几点：

● 非母乳喂养婴幼儿一天吃 4~5 次，外加两次加餐。具体可以分为两次辅食，两次加餐（如水果）和 2~3 次奶制品（主要包括配方奶，也可以吃少量发酵的奶制品，如酸奶或奶酪）。进食量依每个孩子而定。非母乳喂养婴幼儿 6 个月后每天喝 300~500 毫升配方奶，1 岁以后每天喝约 400 毫升的全脂鲜奶，这样即可保证足量的钙供应，前提条件是幼儿的食物得多样化，得吃肉类食物，喝奶不过量也可以让婴幼儿胃里有地方容纳其他不同种类的食物。

● 根据气候和食物，需要额外给婴幼儿补充水分。吃辅食的时候，要不时地给婴幼儿喝水。当然半固体的食物通常水分含量更大。

● 孩子生病的时候，胃口不好，要多补充水分。每餐食物量要少，水分要多，进食次数要增多，即少食多餐。

（http://www.who.int/maternal_child_adolescent/documents/9241593431/en/）

如何准备辅食

这个问题常被家长问起，我认为这个问题不应该被弄复杂了。

首先，婴幼儿开始吃辅食时，会碰到新的材质和味道，他们需要学习如何吞咽食物。所以一开始时辅食应该是接近液体状，小心少量地给幼儿吃。具体什么食物，没有太大关系，目的在于让婴幼儿学习吞咽，而且这段时间持续很短。以稀粥作为开始是个不错的选择。

一旦婴幼儿学会吞咽，就可以开始增加食物分量，开始一天一次，然后一天两次。这个时候，食物就要多样化，可参考上面第1条和第2条的推荐。不要强迫孩子进食。记住吃饭是件愉快的事。吃饭时要保证进食环境单纯，不要边看电视，也不要边玩玩具。

没有必要用什么特别的烹饪方法来准备婴幼儿的辅食。食物多样化也意味着不同的烹饪方式（可以蒸、煮或炒），或者生吃（如水果）。

食物中一般不需要加盐，因为盐会增加婴幼儿肾的负担，而且食物中自然含有盐分。但是这并不是说因此要走向极端，需要除掉来自食物中的盐分，并且不吃那些本身含盐较多的食物，如海虾。

没有道理要特意避免大蒜或别的自然调味料。当然我完全同意，给辣椒不是个好主意。

可以给婴幼儿吃点心，用水果做点心比较好，因为它的材质、味道和养分可能是熟食里所没有的，因而增加了食物的多样性。而且吃水果可以给肠胃留下空间，不会影响婴幼儿下一餐的胃口。

有一点很重要，和所有人一样，婴幼儿在进食之前，应该有饥饿感。如果他刚刚喝了奶，或者吃了加餐，他可能就不想吃饭了。所以婴幼儿饮食需要大人好好计划安排，主食和点心提供给身体不同的东西。如果婴幼儿因为刚喝了奶或不饿就不好好吃正餐（含有鱼、肉等的），那么时间长了就会因为饮食不均衡出现问题。

同样的问题可能在另一种情况下发生：当孩子不想吃正餐，大人就立刻给孩子喝奶或吃别的东西。这种情况偶尔发生没有关系，但是如果变成一种习惯，饮食不均衡问题就会出现了。

最后一点，给婴幼儿足量的植物性食物非常重要，除了蔬菜之外，植物性食物还包括水果（不包括淀粉类如土豆、大米等）。除了供应养分之外，它们也可以保证婴幼儿大便较软。否则，婴幼儿开始吃固体食物时，容易出现便秘，这往往让父母焦虑不安。多喝水也会减少便秘的发生。尊重我们肠胃里的微生物，创建一个健康、多样化的肠胃环境，从多方面来讲都会对我们的健康起到重要作用，这一点已经越来越多地被认识到。

总之，准备婴幼儿辅食，我们可以这么做：

一些粥（或米糊、土豆泥、饭），

足量的青菜，

一些肉，或者鱼虾，或者鸡蛋，

一小勺植物油（可以交替用不同的油类），

把青菜和鱼肉捣碎或切碎成细小块，蒸、煮，或炒，然后同粥和油混合，给婴幼儿吃。就这么简单。

如果父母或爷爷奶奶等时间充裕，能每天给孩子准备新鲜食物，那当然很好。

那些工作繁忙的父母们也不必担心，你们可以在时间充裕的时候把准备好的食物（粥、菜和肉类、油的混合物）分装成小份冻起来，需要时化冻加热给孩子吃。

日常生活中使用较多的方法很可能是二者兼而有之，比如对费时间准备的粥类，可以先多做些，分放在小容器里冻成小块，需要时解冻几块。对相对容易准备的菜和肉，可以即时准备，捣碎成泥或切成细小块，烹饪熟后同粥混合在一起，给婴幼儿吃。

小美林吐了：溢奶

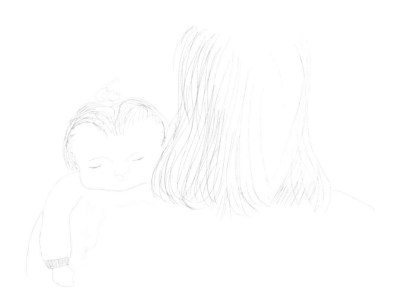

小美林两个月大，是个胖乎乎的可爱宝宝，而且她已经会笑了。

除了溢奶的问题，她一切正常。妈妈说她一喝奶就会溢奶。

"开始我不担心，因为我看了不少书，都说很多婴儿会溢奶，溢奶是很正常的事，但是我感觉她溢奶溢得越来越厉害，有的时候很多奶溢出来，甚至喷出来，让人挺害怕的。"

"她溢奶的时候有没有不舒服的样子？"

"没有，奶出来就没事了。奶总是从鼻子里出来，看着挺恐怖的。"

"她喝什么奶？"

"她喝母乳，也喝奶粉。您知道，我的奶不够……"

"她每餐喝多少奶？一天几次？"

"等等啊，应该是……一瓶奶 180 毫升，一天 4 次。当然，还加上母乳。"
我已经拿出了我的手机，打开了里面的计算器。

"如果我们按她 5 千克重算，以 1 千克一天 150 毫升来算，一天需奶量总数是 750 毫升，这是理论上的数据。现在呢，她一天喝 4 次，一次 180 毫升，一天总数是 720 毫升，她一天喝的奶粉 720 毫升和理论上她一天需要的奶量 750 毫升基本持平了，这还没算上母乳。"

"对，但是她喝我的奶喝不了多少……我想我没有什么奶了。"

"影响婴儿吐奶的关键原因是每次喝多少奶。如果我们以一天 750 毫升为参照，假设她只喝母乳，我们会看到婴儿一天大概要喝 8 到 10 次，也就是说每次大概 75 到 95 毫升的样子。我以全母乳喂养的孩子为例，是因为那些孩子是饿了就吃，而不是按照处方开出的量来喝。所以用这个数据做参照很好。"

婴儿的胃实际上很小。但是同他们小小的胃相比，他们所需的能量却是巨大的，尤其是和成人相比。因为婴儿胃小，要吸收足够奶的唯一方式，不是一次让胃里装下更多的奶，而是增加喝奶的次数。母乳喂养的孩子自然而然地就是这么做的。可惜非母乳喂养的孩子往往每次得喝更大量的奶，这就可能导致胃里容不下那么多奶，有时我们会看到奶溢出来，有时看不到。

我认为小美林碰到的情况就是这样：她每次喝的奶比母乳喂养的孩子要多一倍。

"我建议您减少每次的奶量，如每次喝 95 到 100 毫升。我想这样会极大地减少吐奶现象。"

"您想她会不会有别的什么问题？"

"那也不是没有可能。让我看一下她的成长曲线。她长得很好，嗯，这方面没有问题。她很爱笑，也很有劲。胃口也好，没有什么地方不对，可以放心。"

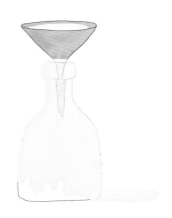

我给小美林做了诊查，确认了这一直观印象。

"刚刚您说自己没有很多奶？您是不是愿意

喂更多的母乳？"

"当然，但是有点难。而且，她习惯喝奶瓶了。她喝母乳的时候，很快就很紧张，因为她知道她喝不到多少奶，可是她又特别饿。"

"我认为，如果您愿意的话，您完全可以多喂母乳，甚至完全可以进行全母乳喂养。全母乳喂养是极为可取的，当然我得承认，这要求母亲有足够的努力和决心，才能实现全母乳喂养。"

"您现在给她喝的母乳反映了她平常需求的奶量：如果她喝很多配方奶，她就不会太饿，自然会少喝母乳。您的身体会自动调节产生她所需的母乳。打个比方，就像汽车工厂：如果客户少，工厂生产的汽车就少，如果没有客户了，工厂有时就停止生产，甚至关闭。反过来，如果汽车需求增加，工厂生产线会重新开工，当然在供求之间会有时间差。客户订货的时间和他拿到车钥匙的时间当中还是有一点差距的。"

"母乳喂养的道理是相似的：如果小美林喝母乳喝得更频繁，您就会有更多的奶，当然得需要一段时间您才可能有足够的奶，才可以让她只喝母乳。应该慢慢减少配方奶，这样她会饿，饿了她就会去找母乳喝。"

小美林的妈妈看着我，一脸迷茫的样子。

"哦，我知道了。我会试试您说的方法，但是……我也不想光让孩子吃母乳。说实话，我喜欢晚上出去，和朋友见面什么的。"

"那带上孩子吧……再说说刚讲到的溢奶问题，我想我们找到原因了。可是我们也不要大意，要注意看溢奶是不是溢得更厉害了？如果是那样，那一定得回来看医生。"

有些孩子会有病理上的奶反流现象，需要治疗。如果是这种情况，我前面说的方法就不能解决问题了。有些孩子的症状很不明显，比如婴儿鼻子老是塞，或者长期咳嗽。

家长也可以试着在婴儿喝奶中途和喝完以后拍拍他的背，帮助他打嗝，这样可以给胃腾出地方，减少溢奶的可能。还有一个方法，就是睡觉的时候把孩子的头垫高至 30°，这样也可以有所帮助。

孩子生病怎么办？

更多信息：

胃食管反流

　　胃食管反流是指胃里的食物通过食管下部括约肌进入食管的逆行运动。如果反流程度轻，那只是一种生理现象，但反流可能会导致并发症，比如食管炎（因胃酸侵蚀食管黏膜而产生），或者由于回流量大、反复发作或持续发作而导致呼吸困难。

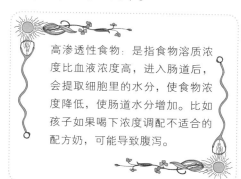

高渗透性食物：是指食物溶质浓度比血液浓度高，进入肠道后，会提取细胞里的水分，使食物浓度降低，使肠道水分增加。比如孩子如果喝下浓度调配不适合的配方奶，可能导致腹泻。

　　食管下部括约肌通常会防止胃内食物反流，但有时会让胃里的食物通过。它主要发生在腹胀的时候。人体的活动、饱餐饱饮、咳嗽、伸懒腰或食用了高渗透性食物（如调配过浓的配方奶）都会导致反流。

　　胃食管反流现象出现得很早，高发期一般在孩子 4 个月左右，通常会在 12 个月左右消失。胃食管反流是家族基因和环境因素相互作用引起的，成因复杂。

　　胃食管反流的临床表现是进食后反流，通常伴有食管炎的典型体征：哭泣（尤其是孩子躺着，背上挺、成弓形的时候）、烦躁、饮水困难。在严重的情况下，孩子会停止生长，体重下降。反流也可能导致咳嗽，呼气和吸气发出喘鸣声。

诊断

在诊断阶段，我们可以利用各种医学影像，并且可对下食管进行PH值测量。但最主要还是要靠临床诊查，特别是要看是不是有食管炎的体征，如果用药物进行了一段经验性治疗后（使用胃酸分泌抑制剂，例如奥美拉唑），症状消失，那可以说有个较合理的诊断了。同时，如有长期治疗的必要，还得进行正式的诊断评估（比如用内镜）。

治疗

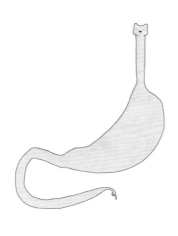

治疗反流有几个要点。首先，必须注意小孩喝奶不要过量，避免错误的饮食方法，尤其是喝奶的次数不够，调奶粉水奶比例不当。其次，在奶里加上米糊，这样可以让奶浓一点。现在也有专门针对反流的、已经调好的配方奶。

大人也应该调整小孩喝奶的姿势。应尽量避免坐着喝奶，这样会压迫腹部。家长可以把孩子头部处的床垫垫高（不要使用枕头，枕头会导致身体弯曲），目的就是让腿脚部位比头部和肩部低。当孩子醒着并有人看护的时候，俯卧休息的姿势也可以减少反流。

如果小孩除了反流，还有食道不适的体征，应该用药物进行治疗，主要可用以下两类抑制胃酸分泌的药物：一种是组胺H2受体阻滞剂（如雷尼替丁），一种是质子泵抑制剂（如奥美拉唑）。

生长和发育

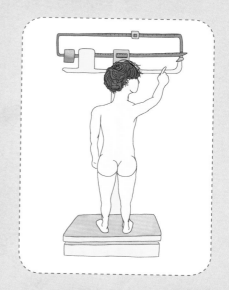

　　家长最关注孩子的成长、发育。以前家长担心孩子吃不饱、能量不足、营养不良，担心孩子得传染病；如今城市飞速发展，家长要操心的应该是怎样让孩子避免能量过剩，避免新型营养不良如肥胖症。

　　居住环境的飞速变化和旧习惯旧思维的冲突，成为城市疾病的重要诱因。家长害怕细菌，让小孩越来越多地生活在无菌的环境中。实际上，现在传染病比以前少多了。现在食物丰富，而老一辈害怕热量不足的内在恐惧依然存在，导致很多孩子吃得太多，长得太快。

　　在孩子生命的初始阶段，还是有可能预防这些新型疾病的。

　　医院的门诊咨询给家长提供了机会，让他们了解什么是孩子成长发育的最佳条件。

李娜的妈妈觉得她太瘦了

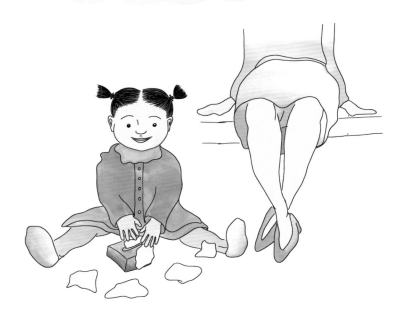

　　家长都知道我们去看医生不外乎两种情况：一是小孩得病了去看医生；另外一个就是小孩没病，去医院体检，看看身体是否健康，成长是否正常。

　　后一个被称为预防。所谓预防，为的就是能够尽早地识别出一些潜在的、否则晚些时候有可能造成问题的情况。从长远看，去检查能预防疾病的发生，比生了病再治疗好，可以减少苦痛，并且可以少花钱，节约开支。

　　家长和医生在这样的常规"碰头会"里，各自准备大大小小的问题，大家也特别注意还在襁褓里的小宝宝的体重。有时候我们也得谈一些让人忧心的事。

　　那是个万里无云的周六早晨，15 个月的李娜坐在妈妈的膝盖上，面对着我。她的眼睛扑闪着，一张一张把纸盒里的纸巾嘶啦嘶啦地抽出来。

我问妈妈："孩子怎么样？"

这位年轻优雅的女士这样回答我："医生，都挺好的。但是我发现李娜太瘦了。她不像生病的样子，可是她好一阵子都没长肉了，体重比体重表上的平均值要低！"

"您看她的腿，都没什么肉，真让人担心。我家里人都说她得多吃些，有一次在大街上路过的人都这么说！我邻居的孩子也比她胖，比她高。可是她吃得很好，什么都吃。而且她胃口也很好。我真不明白这是怎么回事。您可不可以给她开点什么，让她开开胃或者开点补品让她长快些？"

这位年轻的妈妈说的是实际情况：小女孩看起来很健康，吃得好，而且

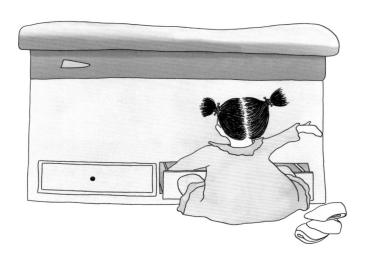

什么都吃，但就是比同龄的小女孩要矮要轻。

这是个问题吗？

我认为不是。

"如果我没理解错的话，您给她吃米饭、肉、青菜、蛋、鱼、水果、牛奶或酸奶……"

"对，对，她全都吃。我们给她什么她就吃什么。"

"她很活跃，到处走，到处爬。"

"她 11 个月就能走了，一走就停不下来！"果真，说话间，李娜已经

把纸巾盒里的纸全抽了出来，并开始把诊查床下的抽屉拉了出来。她一点都没有营养不良的样子，也没有被疾病折磨的样子。

"我认为，您的女儿很健康。一会儿我会检查，但是看她这么活跃，我想您不用过于担心。"李娜的妈妈有些不自在的样子，她起身去收拾女儿弄乱的东西，李娜看起来玩得挺开心。她妈妈快速地看了我一眼，弯了弯身子，笑了笑表示歉意。

然后，李娜回到了妈妈身边，爬到妈妈的膝盖上。

"但是，您看看生长曲线，好像她的体重在往下降了。我们邻居的孩子都比她高。"

"哦，这我得解释解释了。首先，您女儿个子不高，但是这要看爸爸妈妈个子怎样。她的个子当然会像她父母的。"我加了一句，"而且这个世界上，人有高有矮，有胖有瘦，是很正常的。如果家里人个子相对较小，我们很自然会觉得周围的人比较高一些。"

"如果我们想让她个子高些呢？我不想她太瘦太矮。"

"您觉得个子小是个问题吗？"

她有些勉强地笑了笑，一边做思考的样子。她的面前刚好有这样一位讨厌的小个子医生（我 1 米 7 出头），她怎么好说呢？

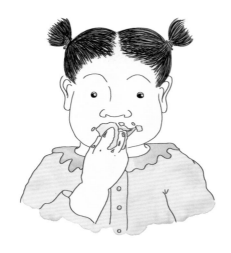

"您可能觉得我不够客观，"联想到我的小个头儿，我马上直白地加上了一句，"的确，我喜欢小个子，因为我不用抬着头和他们说话。另外就是因为这个原因，我当了儿科医生，所以在门诊我老请大家坐下来说话。"这是我心血来潮的俏皮话，可现在我在想这里面是否有真实的一面。

大家都笑了起来，于是我很轻松地开始说起了生长曲线。不知为什么，每当我说起我的生长曲线理论，家长们总像是高速转动的陀螺突然停下来那样，开始失控了；要不就是小家伙开始不耐烦了，蠕动、呻吟，弄得我的话题老像飞机迫降一样，得速战速决。这会儿，李娜还挺安静，正在吃妈妈从袋子里拿出的香蕉。

"前面说过，我们生活的这个世界里，有人个儿高，有人个儿矮，但是大部分人是介于二者之间的。您看，这曲线代表了各个年龄段儿童的体重。"说话时我避开拿着香蕉的好奇的小手，指着另一条曲线，"这条曲线是李娜的体重曲线，被叠加在生长曲线表上。我们很容易看到，很多小曲线汇成一条大路，李娜的那条线位于这条大路的中间。这条大路的最下端的一条线代表了在这个年龄段里，人群中体重较轻的人，正上方代表的是体重较重的人。大路里面有些弯弯曲曲是因为孩子们在不同的年龄段生长的速度也有所不同。"

李娜妈妈看着她女儿自出生开始的体重线条，李娜不是太重也不是太轻，曲线走到大路中间时，略微下来一点，妈妈马上有了反应："她的曲线如果在中间，是不是更好？""不是，"我耐心地解释，就像一个好的售货员一样，"确切地说，就像我们每个人虽然各不相同，却都同样拥有健康的身体一样，这条大路的宽度表现的就是这样一种现实状况。如果要强行让她的曲线往中间走，反而同基因赋予她身体的自然状况背道而驰。"

好，那为什么曲线在这儿变了？好问题，我得用一种让她信服的方式来解释这个问题：为什么得让医生跟踪孩子的生长曲线呢，就是因为医生可以确认孩子没有远离他们那个年龄段的生长曲线，换句话说，医生可以确认，在她的年龄段里，她的成长速度是正常的。

的确，李娜的体重有些偏离表上的曲线，而且越来越低，这是为什么？

还好，我还有另一个答案。

"因为这条曲线不对！"我信心十足地说。我可真敢说，不是吗？

李娜妈妈把头一抬，想弄明白我这魔术师医生是从哪个角度看问题的，也许她在寻思怎么找到一个合适的词来对付我这位疯狂的医生。

"是，是这条曲线不对。用美国疾控中心的这条生长曲线表作参照的话，很多健康的孩子都像没长一样。但是，如果您看这个表，世界卫生组织的生长曲线表的话，孩子的体重根本就没有偏低。"

说话间，我已经打开了世界卫生组织的生长曲线表链接，我们的医院那时还没有使用世界卫生组织的生长曲线表，现在越来越多的医院开始使用该表。在这张表上，我们看到小李娜的成长完全正常。我还加了一句："美国疾病控制中心本身也推荐两岁以下的孩子参照世界卫生组织的生长曲线表。"

您看，问题就出在这个参照表上，一个不恰当的参照表让我们得出了错误结论，可能导致不必要的检查和治疗。如果我们一心要让孩子长胖，超出她身体正常的需求，超出她自身基因所制定的规划，那很可能会导致肥胖症，那问题可就真的来了。

我们的谈话被香蕉打断了，因为李娜嘴上、手上到处都是黏糊糊的香蕉。她妈妈不得不拿出很多纸巾来给女儿擦拭。

我给李娜做了检查，和我开始所说的一样，她非常健康。看到她正常成长，李娜妈妈很欣慰。我忍不住猜想，要是她女儿的生长曲线再高一点，超过平均值的话，她会更高兴！

更多信息：

体重生长曲线

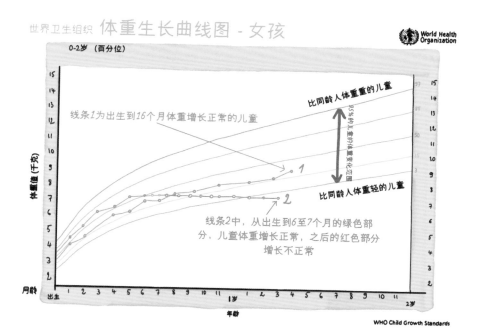

上图为世界卫生组织的女孩体重生长曲线图。图表的数据样本取自世界不同国家的大量健康儿童，这些小孩都是母乳喂养的，而且母亲也遵循世界卫生组织食物多样化的建议来照顾小孩。图表制定的目的就是为了全球适用，它已经成为儿童生长标准的参照标杆。

这张曲线表展示的是小孩从 0 到 2 岁的体重演变。我们可以看到，同龄的孩子，体重有一个浮动范围：因为即使小孩年龄相同，体重也会有所不同，这是由他们的基因决定的，受家族遗传和孕期环境的影响。

换句话说，每个孩子的成长曲线都会不同，有的在表格的底部，有的在中部，有的在顶部。当然，曲线越是在两端，最上，或最下，人们越容易觉得有什么地方不正常。

反过来说，如果孩子体重曲线在中间值线（即中间的绿色线条）以下，那也不是不正常。认为孩子应该在中间值或中间值以上，并为此让孩子多吃以达成目标，那就会造成谬误。家长这样做的结果可能会让孩子超重或生病。

此外，曲线的形状表示的是小孩的生长速度。小孩的生长速度和年龄有关，例如，小孩长得最快的时候是从出生到四五个月的时候，然后生长速度会减缓。

如果按世界卫生组织推荐的标准喂养儿童，同龄儿童在一个特定的年龄段里，一般都会以同样的速度成长。换句话说，我们希望小孩能正常地跟从生长发育曲线。

杰森太胖了

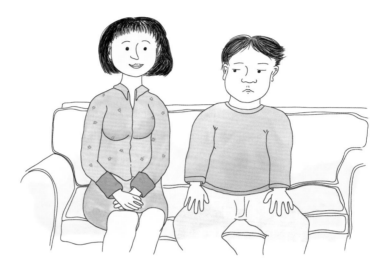

　　"你好，杰森！"我和杰森还不熟，是第一次见面。我听见他的嗓子眼里"嗯嗯"地发出了点声音。

　　"杰森，和医生说你好！"

　　"你好，医生！"他的声音里有些讽刺意味，好像在说他不再是个小孩了。他妈妈的语调让他不满，而且很明显，他根本就不想来医院。

　　"你多大了，杰森？"

　　"13。"他本该说13岁，但是他完全没兴趣和我交流。我没说什么，但是她妈妈猜到了我的失落，轻轻地加了一句："他今天不是很想来医院。"

　　"那现在是个什么情况呢？"我用热情的语调来转换话题。

　　原来杰森3天以来一直流鼻涕、咳嗽，而且一天前还发了烧。这位大孩子的妈妈有些着急。

我称他为大孩子，是因为杰森的个子比我还高。他坐在诊查台上的时候，我得踮着脚才能看到他耳朵里头。检查完了，很清楚，他感冒了。

在我的"问题"字典中，感冒根本不是个问题。我看到的问题是：他的体重。

杰森不光个子高，而且很胖。当然，他不是为了体重问题来医院的，我在考虑既然我现在注意到这个问题，是不是应该利用这个机会和他们说说体重的事。

我并没有很多时间来谈这个问题，而这个问题又比感冒要敏感、复杂得多。我最后决定先安抚妈妈，让她不用担心儿子的感冒问题，然后再谈体重问题。不能错过这个机会，而且也真该有人和杰森谈谈这个问题了！

"好，我想说一下，对个 13 岁的孩子来说，杰森太胖了。作为医生，我想我有必要和你们谈谈这个问题。杰森还在生长阶段，如果继续胖下去，以后他很可能会有心脏、血管及糖尿病问题。"

"我们今天并没有很多时间进行深入的讨论，但是我想提出这个问题，您知道体重问题得有长期的跟进才行。"

我说话的时候，杰森面无表情地看着前方。他妈妈礼貌地听着我说话。我问他们谈这个话题是不是不太合适。不是，他们知道杰森体重超重，但还从没和医生讨论过这个问题。

然后我开始解释如何评估超重，定义是什么。

我们先计算体质指数（BMI），也就是体重和身高的相对值。BMI= 体重（千克）／身高（米）的平方，单位为千克／平方米。这个指数能让我们在比较体重的时候，不用受制于身高。就像要根据年龄来评估体重和身高的演变一样，小孩年龄不同，对应的 BMI 图也不一样。

我很快地计算了一下，杰森的 BMI 值达到了 24 千克／平方米。根据世界卫生组织的 BMI 曲线表（5~19 岁），从这一数值（24）开始往上，我们会涉及肥胖问题。依据这一标准，杰森的确超重。

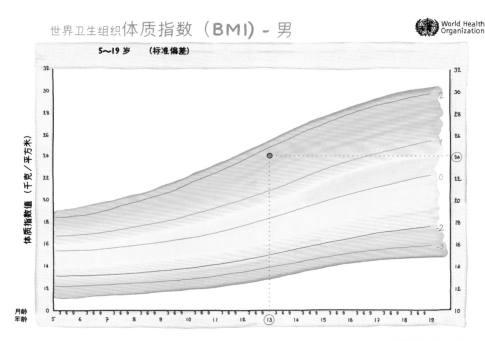

一般在他这个年龄，我们期待他身高增长，体重基本持平，这样 BMI 值能下降到接近正常值。那他该怎么办呢？

说话间，我看见杰森的眼睛红了，虽然他什么也没说，眼睛看着别处，却在用心听。

"嗯，有件事我要强调一下（希望可以安慰他一下），还没人能清楚地解释是什么引发了超重。"

很有可能是由基因、环境，包括出生前母亲的身体环境因素共同作用的结果。这些因素相互作用，它们使小孩从小就有超重的可能。同样环境下，每个人的敏感程度似乎也不一样。

另外，我们平常通过饮食吸收的能量需要有对等的能量消耗才行，这样可以避免能量以脂肪即肥胖的形式累积起来。一部分能量能保持我们的身体正常运转，另一部分有助于我们的生长。那些被吸收了但没有被消耗的能量是多余能量，会被存储起来。

还有，我们要注意平常的饮食质量，我是说要注意各种食物的比例，也得注意新型食品所占的比例，很多新型食品几乎都是人造食物。

特别要当心的是，我们现在日常饮食的平均能量密度，同人类进化相当长时间段的能量密度相比，极有可能有了相当大的提高。我们的祖先时常生活在食物匮乏的环境中，所以我们的身体更适应食物相对缺乏的状态，而不是食物长期富余的状态。

脂肪、糖，以及在某种程度上淀粉类食物，能量密度都很高，这些食物在以前都较稀少，这也可能解释了为什么我们对高能量食物有无法控制的欲望，以及为什么我们的大脑对这类食物有成瘾记忆。

现在的食品很多经过灭菌处理，我们吃这些东西会改变我们消化道里的细菌种群。这种改变也有可能影响我们的新陈代谢。

要怪就怪我们现在的城市生活模式，人们摄入过度，消耗过少。食物种类又发生了很大变化，含脂肪、糖和淀粉的食物无处不在。我们应该注意不要过量饮食，要注意消耗能量。但以前情况完全相反，我们得费劲才能填饱肚皮。

这时，杰森妈妈看到杰森在默默地流泪，她手抚他的后背说："没关系。

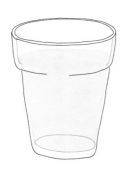

我们听医生的，我们一起努力，好吗？何况，我也得减减肥才好，这正是个好机会。"杰森自己从桌上抽了张纸巾。

我继续说道："对很多人来说，要同周围环境抗争特别难。你不应该有负罪感，而是要给自己找找答案。看该怎么办？"

"改变饮食结构，多多消耗能量。"我赶紧加了一句，"是，道理很简单，但实施起来不容易。"

怎么改变饮食结构，我认为，首先得养成好习惯：

1. 渴的时候喝水。不喝果汁类饮料、甜汽水或奶。

2. 三餐之间如果饿了，吃含水分多的水果，不吃饼干、蛋糕或面包。

3. 尽量在家做饭吃。

4. 在家里吃饭，包括早餐。同家人一起吃，花时间慢慢吃。甜点可以吃水果。周末的时候可以同家人一起做甜食，蛋糕什么的，但一周不要超过一次。

5. 食物要吃能够看出原料的，不要吃那种得读包装袋才知道原料的合成食物。也就是说要避免吃那些不知道里面是什么东西的食物，避免吃预先包装好的食物。

6. 细嚼慢咽。

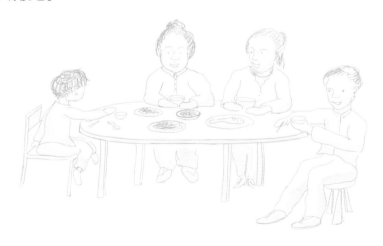

我们想减肥的时候：

☆吃饭的时候先吃青菜和肉，最后再吃含热量高的米饭、土豆或面条。

☆要消耗能量，原则也很简单，但是需要有强烈的意愿，尤其在开始的时候。

1. 首先要抓住所有可能的机会来消耗能量。我们常常会用电梯、巴士或者汽车代步。如果我们尽量少用这类交通工具，而是走路或骑车呢，这就是个人选择的问题。如果选择每天都使用非引擎类交通工具，比如走路或骑车去上学或上班，会有更好的效果。

2. 空闲时间进行现实的、能坚持下来的运动。多安排户外活动，以能量消耗多的活动为主。尽量自己准备食物，避免坐在沙发里等别人给自己准备食物。

3. 让家人和朋友帮助自己，这种帮助不只是口头行为，比如一周一起游两三次泳，周末组织一起在大自然里远足，一起骑车或溜冰等等。集体运动也是很好的选择，但是因为集体运动本身具有竞争性，而孩子因体重问题可能竞争性较弱，要避免因此给孩子带来压力。

今天就说这些吧，杰森的妈妈肯定在想我什么时候能停下来。

她向我表示感谢，谢谢我详尽的解释，说她要和杰森一起改善现状。她说，他吃饭吃得太快，而且他们也总不在餐桌边一起吃饭。他们会试着减少甜饮，但在学校孩子可以很容易买到甜饮，也容易买到面包、蛋糕。他们不容易抗拒甜食诱惑，尤其是在大家都买的时候。

杰森什么都没有说。不知道是因为无聊或有抗拒心理，还是伤心。也许都有吧。

我请他们一起关注体质指数（BMI）的变化，有规律地讨论他们遇到的困难。

这样的门诊对他们会有帮助吗？我感觉好像就我一个人觉得杰森超重。这也许是个社会标准的问题。现在的标准是孩子要高要胖才好，问题是要高要胖到什么程度才好？当然每个家长都想确保自己的孩子什么都不缺。我见过不少家长想要他们的孩子，尤其是男孩，长高，长胖。在中国，高和胖是繁荣和富足的标志，女士好像也更青睐富态的男士。如果家长继续追随这高且胖的标准，30 年后的中国男人将会特别"富态"。

更多信息：

超重

评估小孩体重是否超重的最简单的方法是计算体质指数（BMI）。对于 0 ～ 2 岁的婴幼儿，通常更多地参看体重和身高的比例关系。

参考曲线

人们运用大量的儿童数据，建立了一些曲线，它们代表小孩体重的正常变化，体重低的在曲线的底部，体重高的在曲线的顶部。这就是儿童的体质指数图（BMI）。

体质指数本身的变化取决于各年龄段儿童体重和身高的成长速度。BMI 曲线大致是 U 形的，它反映了在生命早期，儿童 BMI 指数较高，到了 5 岁左右，到达最低值，过了这个年龄段后，指数再次增加。

要界定一个孩子是否超重，并不是那么简单的事。但是大多数专家认为，到 20 岁时，一个人的体质指数超过 24 千克／平方米的话，就可以认定为体重超重。如果体质指数超过 30 千克／平方米，那就是肥胖了。

在某一个既定的时间段，婴儿的体重变化在标准体重曲线上看起来似乎过高，而实际上，婴儿不一定超重，最重要的是得看婴儿的饮食是否正常。

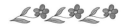

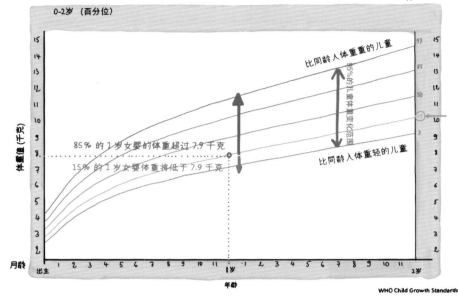

表上右侧的百分值（从 3 到 97）指的是人口的比例。在谈到体重时，是为了说明一个既定年龄的孩子同全体同龄儿童相比所处的位置。

比如，一个 1 岁大的女婴体重为 7.9 千克，我们可以看到，她的体重处于第 15 百分位（15）的位置上。这就是说 15% 的 1 岁女婴体重低于 7.9 千克，或者我们也可以用另一种方式表达，即 85% 的 1 岁女婴的体重超过 7.9 千克。

通常情况下，图表上有较高值（第 97 百分位，即 97）和较低值（第 3 百分位，即 3）两个上下界限。这样一来超过这两个界限数值的人就被遗漏了。一个人和主流数值距离越远，就越容易让人觉得他有什么不对劲，这些人代表了极端的情况，但这些数值不一定代表这些人有疾病。对于医生而言，这可能是一种提示，让医生去进行进一步的探索。

除了用百分位来表达，我们会碰到使用其他单位的表格，如标准偏差（即 SD 或 Z- 评分线），同样用来表达人群的变化。标准偏差表达的是一个人的，比如身高或体重，离平均值有多远。通常凡是离平均值 2 个标准差以下或以上的被认为非主流或被认为异常。同样，这些非主流或异常数值并不一定和

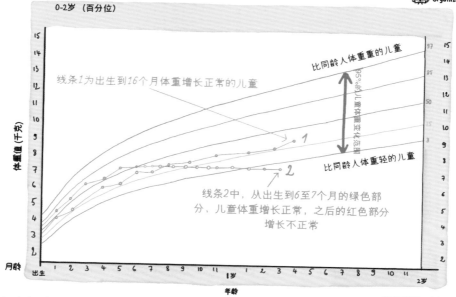

世界卫生组织 **体重生长曲线图 - 女孩**

World Health
Organization

0-2岁 （百分位）

线条1为出生到16个月体重增长正常的儿童

比同龄人体重重的儿童

95%的儿童体重变化范围

比同龄人体重轻的儿童

线条2中，从出生到6至7个月的绿色部分，儿童体重增长正常，之后的红色部分增长不正常

体重值（千克）

月龄

出生 1 2 3 4 5 6 7 8 9 10 11 1岁 1 2 3 4 5 6 7 8 9 10 11 2岁

年龄

WHO Child Growth Standards

疾病相关联，但是，综合其他信息，医生有可能需要进行进一步的评估。

体质指数表上（BMI图）也是用标准偏差（SD）或百分位来表达的，原理是一样的：曲线表达的是一个孩子相较于同龄的孩子在体质指数上所处的位置。但是在诠释体质指数表时，普遍共识是有些百分位和标准偏差水平和疾病风险的增加有关联。尤其是在超过了一定百分位或标准偏差值时，我们会说超重和肥胖，它们会和未来的医疗风险增加有关联。

实际操作起来是这样的，一个孩子来看医生，如果医生发现他的体重在世界卫生组织体重生长曲线图上位于第75百分位，就要计算他的体质指数（BMI值），看看孩子在他的年龄段里是否拥有正常的体质指数，还是孩子超重或肥胖。

归纳如下：

－低于1个标准偏差（或位于第75~第85百分位）：孩子体重高于平均水平，但不被认为超重；

－位于1个和2个标准偏差之间（或位于第85~第97百分位数）：孩子超重；

－2个标准偏差以上（或高于第 97 百分位数）：孩子肥胖。

BMI 曲线能使家长从孩子出生到长大一直跟进他们的成长变化。当一个孩子到成年的时候，他的曲线变化超过了体质指数上的 24，我们认为孩子超重了。同样，如果一个孩子成长过快，他的成长曲线要接近超重的那条曲线，我们就要想到孩子可能要超重了。

现在人们使用的曲线有个突出的问题，它往往不标示超重的范围。曲线表上只有百分位的线条，而没有明确说明小孩最好不要处于哪一部分。因此，医生、病人都不易看到问题所在。

预防

到底哪些原因造成了超重和肥胖，目前还没有明确的答案。我们知道这和热量过度摄入及热量消耗不足有关。可是，导致超重的自然进程并不清晰，所以，对肥胖的预防干预措施，还是相当难确定。

相关产业背后巨大的经济利益也让人反对这些干预；何况个人也有自然倾向，不愿意为此作出努力；而且每个人对体重额外增加的敏感程度也不一样。

从预防儿童超重的角度来看，我们应该考虑以下因素：

1. 孕妇在怀孕期间的体重，糖代谢（是否有糖尿病）以及营养状况，要尽可能常态化。我们知道，孕妇的新陈代谢对婴儿的出生体重有影响，而且极有可能对婴儿的新陈代谢的编程有影响。

2. 出生时体重相对较轻的儿童，一般更容易在童年时期出现体重过度增加的现象，对这种现象还没有合理的解释，但很可能同某种特定的子宫内环境有关系，甚至同祖父母的生活环境有关系（表观遗传学）。

3. 婴儿出生第一周的生活状态可能对婴儿新陈代谢规划起到重要的作用。过早摄取多余的热量，就可能给小孩之后体重超重埋下伏笔。比如母乳喂养的新生儿在出生后头几天体重会自然下降，而这时却往往有人要给婴儿额外补充配方奶。

4. 婴儿出生时从母体那儿承袭来的微生物菌群的质量在营养代谢中也可

能发挥重要作用。多种菌群的保存有赖于婴儿的饮食状况，将继续影响新陈代谢。一出生就进行母乳喂养是保存母体菌群的最好方式。

5. 用奶瓶喂养的婴儿，会通过不同机制产生热量摄取过多的情况：奶瓶喂养的婴儿每餐有标准量，实际上我们并不知道母乳喂养的孩子每餐的进奶量和摄取的热量。此外，喝奶瓶比喝母乳快得多，会让婴儿没有时间对饱腹感做出反应，也就是说肚子饱了可是大脑还没来得及反应；而喝母乳相对花的时间要多，喝起来也更难，腹饱感反应正常。

6. 6个月左右的婴儿开始吃各种食物，如果他们继续喝大量的配方奶，再加上他们吃的固体食物，可能会导致饮食过量，或者某种物质，如蛋白质过量。喝母乳的孩子受的影响应该较小，因为他们一般喝的奶制品较少，所以摄入蛋白质也相对少些，他们能在固体食物里获得能量和其他多种物质。

7. 目前有种趋势，提倡1~3岁大的儿童每天喝配方奶，这样的饮食可能会导致前面5和6中所描述的类似机制作用起来。首先儿童喝的牛奶可能营养过于丰富，而且又喝得太多，奶的液态形式和高能量密度，会导致饱腹感机制运行不善。老一辈人有无法抑制的渴望，一定要给孩子提供丰富的食物（现代社会能轻松实现这种渴望），这也会导致无意识地让小孩摄取了多余热量。

8. 我们现在所处的工业社会能生产能量密度非常高的食物（脂肪、糖、面粉和蛋白质），这和我们寻找高能量密度的自然倾向相契合。这些物质在大自然中是比较少见或不存在的，我们的进化过程发生在能源缺乏的恶劣环境里，人们不断寻找这些被视为宝物的能量，现在这些高能量食物对人们仍然具有不可抗拒的吸引力。曾经罕见的食物现在成为唾手可得的东西，可是我们人本身并没有像我们的环境一样改变得那么快。在街上，在学校里，孩子们总能找到各种含糖饮料，各种由面粉、糖和脂肪合成的零食。

9. 随着社会自动化程度的不断提高，我们的肌肉活动得少了，自身消耗也减少。身体的能量摄入超过身体的能量消耗。体重过重本身也会影响那些先天或后天身体活动受限的人，所有这些使得超重及肥胖问题更严重。

体重一旦超重，要解决起来就很不容易，它会引发多种长期的医疗问题，如心血管疾病和糖尿病，最终在工业化国家里演化成重大的公共卫生问题。鉴于中国加速的城市化进程，在未来的 30 年里，中国很有可能成为被肥胖问题困扰的国家或地区之一，中国也会面临随之而来的一系列疾病问题。

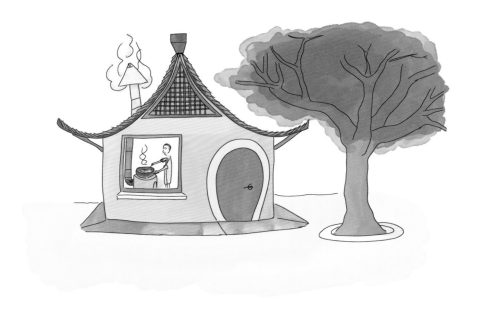

　孩子生病怎么办？

我的宝宝还不会翻身！

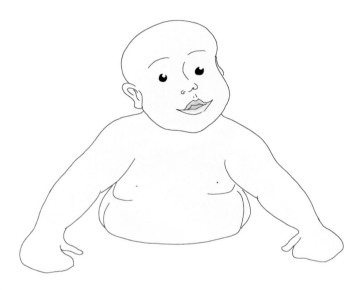

　　门诊的时候，见到小家伙们茁壮成长是件令人快乐的事。看着他们长大，长胖，开始和爸爸妈妈有了互动，这种时刻总是美好的！即使父母有些焦虑，那也只是给我们的见面增添了些色彩而已。

　　"医生，您认为小宝正常吗？您知道，他有个表弟，和他一样大，不，实际上比他还要小几天，3个月就会翻身了。小宝都快5个月了，我们轻轻推他，他都不想翻一下！楼下的邻居有个小孩4个月大了，昨天也会翻了，是第一次翻身。"

　　"您的亲戚可能有些夸张吧？他的小家伙3个月就会翻身了？可能想炫耀一下。我告诉您吧，我看过的小孩很少有4个月会翻身的，一般在5个月左右翻身，是不是和书上及网上说的不一样？"

"可是他还是比他表弟和邻居翻身翻得晚。他不会是有什么问题吗？"

"也不是不可能……他在别的方面有什么不正常的情况吗？他是不是不会微笑，不会大笑，他不蹬脚，双腿不会用力，脖子直不起来？"

"没有，没有，这些他都没问题！"

"那就没事……您知道，可能平常大家都不觉得，实际上我们每个人都是不一样的。像大多数其他动物一样，我们人类的情况也是这样。"

我们的身高都不一样，是不是？还有很多其他不一样，第一颗牙长出的时间，说第一个字的时间，走出第一步的时间，第一根白头发长出的时间，都是不一样的。每个人对糖尿病或肥胖症的敏感程度也是不一样的。

大多数婴儿 4~5 个月的时候会翻身，少数婴儿会在 4 个月前翻身，还有少数会在 5 个月后翻身。这些归类在少数的婴儿，特别是那些比较晚才会翻身或会步行，或说第一个字比较晚的孩子，很少有什么真正的问题。

作为医生，就是要在门诊的时候辨别出这些少见的情况，并且让父母知

高斯曲线

体重分布

在既定人群中，大部分
人体重为 70 千克左右

人数

很少人体重很轻
或……

……很重

体重越来越轻　　70 千克　体重越来越重
　　　　　　　　体重

道这也是一种常态，从而让他们放心。

　　许多家长似乎并没有意识到人和人之间存在着这种内在差异。这是每个生命的基本特性，个体生命和工厂里工程师精确控制下制造出的产品完全不一样，而同一生产线制造出来的产品一个样。这就是工程师和医生不同的地方，尤其是医生在评估和健康有关的问题时，虽然每个孩子表面上看起来不一样，实际上他们大都身体健康。偶尔医生会碰到一个不健康的小孩，医生的工作就是要排除各种复杂因素，识别出小孩的问题在哪儿。

我们生活的世界太机械化了？

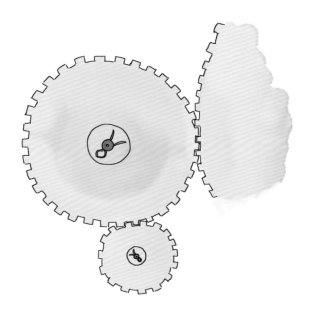

　　我们的先辈所处的世界和我们现在的世界完全不同，这我不说大家也都知道。以前的世界本质上是一个自然的世界，还没有被我们人类添过太多砖砖瓦瓦。今天，如果我们要在周围找找自然的、没有被人类打上烙印的东西，可不是那么轻而易举的事了。

　　自然环境有多样化的特性，同一种类的物体会在颜色、大小、成熟度方面有一系列的不同。相对于随之进化而来的自然环境，我们人类现在大部分时间生活在人造环境和物体之中，大多物体都来自人的设计，因而极具可预见性，同时变数有限。

我对父母们说，尽管我们大脑的一部分要我们听从我们的人为创造，要我们通过过滤镜来看待自然界和它所具有的复杂性，但是别忘了，我们人类，尽管已经很现代化，却依然来自大自然，同大自然一样，具有很多内在复杂性。

　　很多家长认为孩子得在 4 个月大的时候翻身，6 个月大的时候坐起来，并长出第一颗牙，9 个月大时会爬，12 个月大时会说话。可是，现实可不是那么回事：有些健康的孩子要到 1 岁半才独自行走，第一颗牙齿也是近 18 个月才长出来；还有些孩子则根本没经历爬行的阶段。

　　当父母们期望孩子的反应类似人造物体那么有可预见性时，我也许不应该感到惊讶。我遇到的很多父母在看待自然事物时，用的是看待工厂成品的眼光，他们希望两者有类似的反应，特别是要有良好的可预测性，还有就是个体和个体要特别相似。

　　如果我的这种观察是准确的，那原因是什么呢？是因为人们从小到大只在城市生活？还是因为学校教育同一化？或者是因为我们生活的世界太机械化了？

产科病房记事

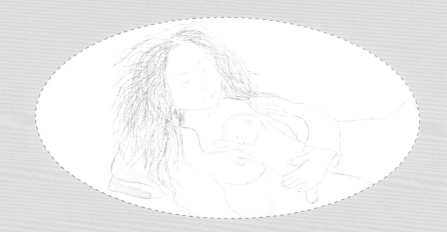

　　病人和医生不同的文化背景会影响他们对身边发生的各种事件的看法和态度。对任何一个家庭来说，母亲生孩子都是一件特别重要的事情。在生产阶段，有时母亲、婴儿会碰到严重的医疗问题。所以在这个时期，如果不同家庭和产妇的态度迥异，各自固守自己的理念，我们也不必感到惊讶。毕竟同样的，医生们也会受自己文化背景的影响。

　　下面我给大家描述一些场景，在这些情境中，围绕着婴儿出生这一主题，每个家庭展现出各自的态度、观念和担忧，它同时反映了各自的文化差异。对医生来说，每个婴儿的确有所不同。但这些婴儿之间的差异没法同家长对婴儿态度的差异相比。我毫不怀疑，父母文化在对新生婴儿的照顾方面有决定性的影响。尤其是在病人和医生没有共同文化背景的情况下，它往往超过了医生能给予的影响。

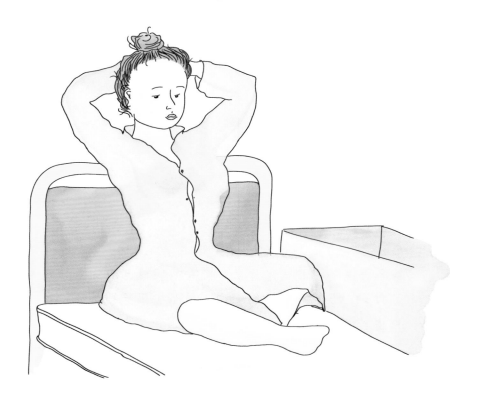

3号病房　中国妈妈

先说不好的消息：今天是周六，我还得工作。这一周，天天忙的都是呼吸道和肠道传染病——感冒和拉肚子。

再说好消息：我今天在妇产科上班，见到一大堆身体健康的宝宝，还有开心得飘飘欲仙的妈妈们。当然，这都是基调，即使一切正常，总会有问题能被挖掘出来的。

"3号病房，"护士和我说，"昨晚刚生的，她刚吃完早饭。"我拿起文件夹，

孩子生病怎么办？

准备进行战斗。

"您好！"我推开门，门后，一片漆黑，我立马听到黑暗中床单的索索声。我道歉地说："打扰了，那我晚些再来。"

灯这时候亮了起来，宽大的床上，新鲜出炉的妈妈坐了起来："没事，请进。反正也该起床了。"

我面前的这位年轻的女士一派轻松，仿佛周末晚睡刚起，一片朦胧之态。她把头发理了理，把滑到肩膀下的睡衣撸了起来。我差点忘了，大床旁边还有一张小婴儿床和一张折叠床，上面都睡着人。

"您好吗？"我问道，仿佛入侵了别人的私家卧房，同时言语中尽量保持我的职业风范。

"很好！昨晚一开始他很安静，但是4点以后他老要吃奶，一直闹到7点。他肯定也没吃到多少。"妈妈说着摸摸乳房，看看有没有足够的乳汁让它变得硬起来。

"是第一天。"我说。

"是，我知道。我不担心，您要看看小宝宝？"

"行，可他现在在睡觉，我可以晚点过来。"

"不不，我想您现在就看他，"她看了看表说："他睡了两个小时了，马上会醒，要吃奶了。"

我绕过妈妈的床去找婴儿床。走着，折叠床上躺着的人坐了起来，原来是姥姥。她在半明半暗中无声地点头说你好。我用中文回应"你好"，心想她应该不会像她女儿一样会讲英语。她用中文回"你好"，微笑、点头、然后坐直了起来。

小家伙不出声，只看见他一张小红脸藏在小帽子下面，身子被紧紧包裹着。他晚上哼哼唧唧了大半夜，消化了他到人世的第一餐，然后安然入睡。我开始解开"包装袋"，他左右扭动，闭着眼睛。我检查完了，他还在睡。我重新包装起这个小东西，这时候，坐到小床边的妈妈笑着打断我："我来吧，您肯定还有别的病人要看。"她大概觉得我怪笨手笨脚的——扣扣子，打结，打包裹。她还没有开始弄，小家伙便五官齐动，全身发力，大哭出来了。"好好，妈妈给你吃的，别急！"

"好，那我走了，一切都很好！"

"谢谢医生！"姥姥点头微笑。小家伙已经安静得几乎没有声音了，完全顾及不到妈妈皱起的眉头和被吮吸的疼痛。

他饿了！

1号病房　德国妈妈

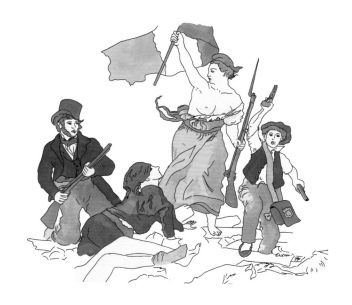

　　门半开着，妇科医生正走出来，礼貌地向门口的我问好。我听到笑声涌出门外。随后助产士跟了出来，在门口和我说病人正在喂奶，可能晚些来更好些。这时门后传来有力的声音："请进，他快吃完了，没事。"我于是走进了病房。

　　出现在我眼前的是鲁本斯油画中的丰腴的女性和法国油画浪漫主义画派领军人物欧仁·德拉克罗瓦的大作《自由引导人民》中的女英雄。在床的另一侧，一个小女孩的头迅速闪了一下，然后另一只拿着小汽车的手出现了，床单底下传出了"轰轰"的汽车声。

　　宽大的睡衣在胸口敞开着，妈妈正在给一个粉色的小宝宝喂奶，这位个子高大的女士怀抱孩子迎了过来："您好，医生，请进，您是来看小宝宝的吧，他在这儿！"她点了点头，"不用担心，他差不多吃完了！"

"都好吗？我看您够忙的。"我看向两个藏在床后的小家伙。他们开始围着床又跑又跳起来。小宝宝被惊动了，手臂晃了一下，但仍在喝奶。

"是，他们很高兴有了个小弟弟。"然后她用德语对两个孩子说了什么，又笑着转向我。她把手塞进小宝宝的嘴里把乳头带出来。小家伙扭捏了一下，被送到了他的小床上。"该您了！"妈妈对我说。

我开始看这个粉嘟嘟的小宝贝。

"看上去很好！"

"他很乖。而且，是第三个嘛，我开始习惯了。他吃得很多，我想也正常，毕竟是个男孩嘛。我感觉他很红，但是我想起来前面两个刚出生的时候也是这样，还有小红点儿。没什么事，对吧？"

"对，没什么事。我们把这叫作新生儿毒性红斑，实际上没什么有毒的，有时候病的名称很奇怪，10 天后就没了。"说话间，我检查完了小家伙，他开始哼唧了，"我把他抱给您？"

"放床上吧，我该给他换尿布了。"

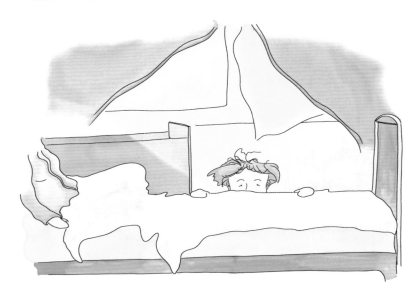

  孩子生病怎么办？

门开了，一个个子高高的先生缓缓走进来。

"这位是我先生！"

"您好！我是那医生。您的宝宝很好！我是说您的几个孩子都很好，他们都很活跃的样子。"我转向两个大的，"我们明天再见？"

"不，我们今天就出院。妇产科医生同意，她说只要您同意就行。"

"好，我同意！回家好好休息！"

"你听到了，我们要回家了！"妈妈对着小宝宝说，她已经给他换好了尿布。

5号病房　日本妈妈

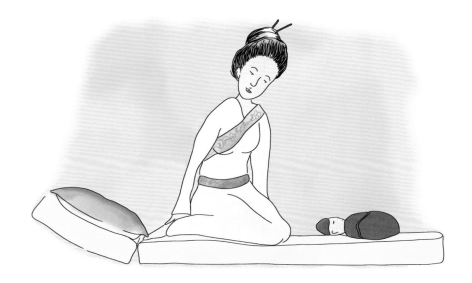

　　我敲了敲门，然后走进了 5 号病房。一位年轻的女士跪坐在床上。她的睡袍整整齐齐，几乎看不到褶子。

　　在她的膝旁，一个被裹得整整齐齐的新生婴儿在安稳地呼吸。阳光暖暖地洒入病房。年轻的妈妈低头弯腰向我问候。这时，日本翻译推开门，气喘吁吁地走了进来。我自我介绍，然后用我有限的日语问了声好。

　　像往常一样，我问这位妈妈是否一切正常。

　　她看起来一点儿也不像一个昨夜才生完孩子的女人。

　　"一切都很好。"翻译说。妈妈轻轻点头。翻译请我看看小宝宝。妈妈立刻解开襁褓，同时保持着双膝跪着的完美姿态。我检查完，妈妈点头弯腰致谢。我谢谢翻译，然后我们离开房间。

我离开了日本妈妈和她的宝宝，又一次什么也不需要说。妈妈似乎一点也不焦虑，也没有质疑。一切都简简单单。根据我的经验，这样的妈妈往往会长期进行母乳喂养。

和日本妈妈的交往，就像我写的这篇短文，简洁、利落，几乎没有问题。

2号病房　中国妈妈 2

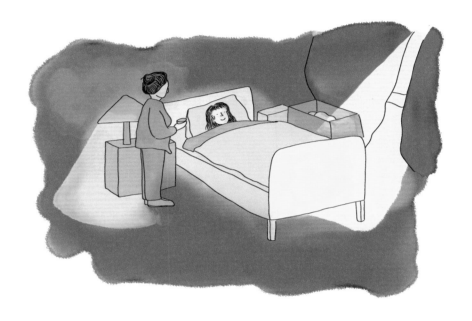

　　一大早，2号房间，几乎一片黑。窗帘合上了，只留下一丝光线穿越迷蒙。床后的沙发上一个人直起腰来，然后岿然不动。我勉强能看出有一张脸从床单里露出来。

　　突然，床边的台灯亮了。灯光暴露出了床边站着的第三个人，她手上拿着碗和勺子。

　　昏暗和安静中，我猜测眼前的三位女士是两位姥姥辈的和一位年轻的妈妈。这时从洗手间里走出了另一位女子，她体型健硕，穿着睡衣，手里拿着刚洗好的保温瓶。我自我介绍，大家都微笑致意。床边的女士往年轻的妈妈那儿探身，从她身边抱出了一个婴儿。

她把婴儿交给我，我请她把小宝宝放在小摇篮里，这样更容易检查。这位应该是姥姥，她重新拿起碗，又开始喂她生产不久的女儿。这位年轻的妈妈仍躺在床上，盖得严严实实的，房间里的热度已经挺高了。

我检查婴儿的时候，像平常一样问一切都好吗，是不是有什么疑问。

"妈妈没奶，我担心宝宝脱水，奶不够吃。"

"妈妈一开始没奶很正常。小宝宝昨天早上才出生。妈妈来奶需要时间，得3天时间。这段时间里，妈妈会有初乳，初乳有助于孩子消化器官的发育，也有免疫力能保护孩子。"

"可是如果3天没奶，孩子不够吃怎么办。昨天晚上，她一直要吃，妈妈很累，又没什么给她吃的。我们叫了护士，护士建议喂奶粉，我们就喂奶粉了。然后她睡了3个小时，妈妈也可以睡一会儿。然后，她又哭，吸了挺长时间的奶，之后和妈妈一起睡的，直到现在。"

"您知道，来奶需要3天时间，可是宝宝们吸食的初乳足够他们应对这3天。妈妈的奶是要靠婴儿的吮吸才会来的。如果婴儿因为喝了奶粉老要睡，她吮吸乳房的时间就少了，乳房出奶就少了。反过来，如果婴儿因为饿了，吮吸乳房的时间多，出奶也就更多。"

"刚开始时，因为妈妈没有多少奶，婴儿吸食乳房的时间多，也不规律。另外，新生婴儿出生后的第一周体重会减轻，这也很正常。"

"反过来，如果他们喝由牛奶制成的婴儿奶粉，他们的体重几乎不会减轻。婴儿体重不减轻很有可能和我们（父母及医生）对新生婴儿奶需求的高估有关。新生婴儿乐得自己花力气吮吸，喝个几毫升。喝奶粉的问题是婴儿不需要费什么力气，而且奶瓶里的奶量往往比她小小的胃能承受的量大多了。"

"给她多喝些奶不是更好吗？这样她的体重就不会减轻了。"

"现在相关研究人员认为婴儿出生后体重减轻、母乳热量低及量少会对小孩怎么成长，特别是童年甚至成年的体重变化都有重要的影响。"

"用奶瓶喂养的婴儿，即使奶瓶里装的是母乳，也可能有超重的趋势。婴儿出生后的最初饮食似乎对他将来体重的影响有至关重要的作用。如果新生婴儿得花些力气吸食母乳，如果他喝了以后感觉还差那么几口，如果他的体重略为减轻，一般是自身体重的 10% 左右，那这些极有可能对他们是好事！当然我说的是针对健康并足月的婴儿。"

说话间，妈妈一口一口地喝完了汤。穿睡衣的女士忙着给这位家庭新成员穿衣服，然后把她交还给妈妈。妈妈在床上翻了个身，准备给小家伙提供另一餐美食。

哎，也许我说的话还有点用。可是我离开病房的时候只心存一丝幻想。很多医生同行、护士和助产士在妈妈或家庭其他成员有一点点紧张的时候，就给婴儿糖水或者婴儿奶粉，很自然，婴儿出院的时候，包里装满了奶粉，而妈妈呢，自然是"奶不够"！实际上，如果他们让婴儿吮吸乳房，缓解家人的紧张，妈妈的奶何止是足够呢。

有家长，还有些专业人士认为婴儿出生头 3 天母乳不足是自然缺陷，我们应该用特制的婴儿奶予以纠正。这些家长忘了，尽管有这种"缺陷"，我们地球上仍有 60 亿人口。一直以来，新生婴儿就有帮助妈妈造奶的使命，他们得用尽吃奶的力气吸奶。婴儿得尽全力，妈妈也是一样，得付出努力。总

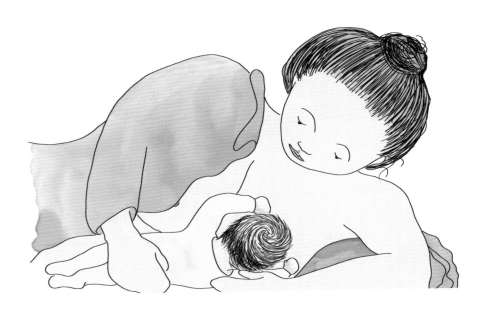

孩子生病怎么办？

之，在母亲能观察到自己有大量的乳汁之前，婴儿需要努力 3 天，这期间婴儿有初乳可吸食。人类的婴儿在进化过程中被如此塑造，并为此做好了准备。换个角度来看，婴儿会把早期获得大量的奶水和能量看作是不正常的情况。更多可能并不意味着更好，婴儿的这种努力是未来成长的组成部分。

我们也老是忘记这样一个事实：怀孕对女人来说是很大的投资，相对于男人来说，女人只能孕育数量有限的孩子。如果一个足月并健康的婴儿努力吸奶来填饱肚子成了件对他自己有风险的事，甚至会导致 9 个多月的怀孕一场空的话，那母乳喂养的方法早该被自然法则改进了，而不会是今天这个样子。我们甚至可以这么来看，母乳喂养好比怀孕的延伸，脐带由母乳代替了，这样可以确保婴儿自然转换成为独立个体，进而保证婴儿良好的适应能力。

一回家，我就没奶了

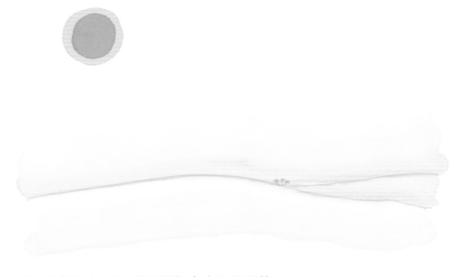

"一滴都没有？" 我的语气有点干巴巴的。

"什么都没有，干得像 7 月戈壁滩的沙子。"

……

"不是，我开玩笑！当然，我有点儿奶，可是他喝完两边还是饿，他还要喝。"

"您吓坏我了（实际上她看出来了），那您在他喝完两边后，还哭的时候怎么办呢？"

"我给他喝奶粉。"

啊，这就是我担心的。

"什么，您是说我让他饿死、渴死？"她假装震惊，一半带笑地反驳说。

"不是，我可是认真的，但是您这样做对出奶没有帮助。您一天让他喝几次母乳？"

她开始数，一旁一直没说话的老人也开始帮她数。我在想这位姥姥辈的是不是我的盟军，我总是很难探到姥姥辈们的口风，不知道她们葫芦里卖的什么药，不知道她们在家说什么，不知道她们对年轻一代有什么样的影响，尤其是在对待怎么喂这些个只会用哭声来进行自我表达的小家伙们。这位姥姥把自己的牌藏得好好的，而我呢，牌都已经出完了。

"大概喝 8 次奶。"

"你们加几次奶粉呢？"

"4 到 5 次，有时他喝很多，可是一般都喝不完整瓶的，他要喝就是因为他饿了，不是吗？"

"有时他肯定是饿了。但是我想您奶水足够多，您可以多喂几次。否则他会要喝更多的配方奶。"

首先，在喂奶初期，奶时多时少，这很正常。因为小家伙这一次喝得少，下一次就会早点要奶喝，也会喝得多些，多喝就会刺激妈妈有更多的奶。

而且小家伙喝奶的话，要费自己的力气，但喝奶瓶的时候是不需要花那么大力气的，所以他们会更快得到满足。

给婴儿喝奶粉的时候，大人得决定给孩子喝多少，而大人因为害怕不够更容易多给些配方奶。相比于喝母乳，喝配方奶的婴儿更容易多喝。配方奶喝得越多，母乳就喝得越少。母乳喝得少，妈妈的乳房受刺激小，奶水就少。

换句话说，相反的情况也完全可能：给孩子越少的奶粉，妈妈就会有更多的奶。

"医生，对不起，"姥姥说，"我们想让他喝母乳，可是他喝完了还饿。如果不给奶粉，他会饿，就会瘦下来。"

"您不要一次性地取消所有的奶粉。也要给妈妈一点时间让身体来奶。

如果你们慢慢地减少奶粉的分量和次数，小家伙就会喝更多母乳，这样也会刺激妈妈的产奶量。"

我不厌其烦地和妈妈们说这些话——怎么样可以提高母乳的出奶量，但我知道，即使她们不愿公开说出来，并不是所有的妈妈都想全母乳喂养自己的孩子。

有一些是真正的有暂时的困难（当然这种情况永远都是极少数），无法进行母乳喂养，其他人则不是这种情况。

我总是希望能说服妈妈们进行全母乳喂养，当然我仅仅是她们做最后决定的众多参数中的一个。其他的参数还包括，比如个人历史、家庭情况（其他成员的影响）、需要返回工作岗位等等因素。

许多妈妈告诉我，孩子三四个月大时她们就得回去工作了。所以她们很早就开始给婴儿用奶瓶，为的是让婴儿没有太多困难就能适应这种替代品。

这其实是没有必要的，因为出于自身需要宝宝会在两三天内就能适应新的饮食。这样提前断奶肯定会让婴儿吸食的母乳少多了。

此外，许多妈妈想做全职工作，同时又继续全母乳喂养。这样做很不容易，有时也是不太可能，但我一有机会就会对那些要回去工作的妈妈谈到有这一种可能性。

即使有些妈妈们想等自己的宝宝三四个月大时回去工作，我还总是试着在她们给我机会的时候，和她们讨论：她们可否等到孩子 6 个月大的时候再回去工作，因为那时小家伙开始吃固体食物，需要母乳喂养的次数也就少多了。

最近，一位年轻的母亲告诉我，她想重新工作，但她又希望在面试之后能不被录用，因为她知道能全职照顾孩子对孩子是最好的。而那些年纪大些的母亲会对我说，她们觉得很可惜，自己生了第一个孩子后，太着急就回去工作了。

具有中国特色的问题

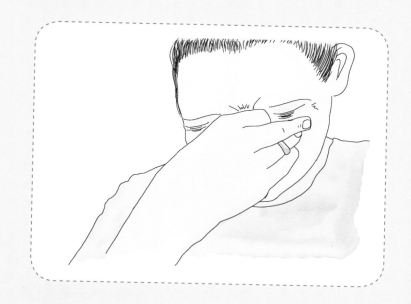

　　我在这里集中讲了与中国患者日常讨论中经常遇到的一系列问题。

　　这些问题源自一些最常见的、毫无根据的焦虑。要么是根本不存在的问题，要么是周遭环境中不存在的风险，要么是逻辑被曲解了。

　　我试图在这里给大家一个合理的解释，来说明这些问题。

掉头发和缺钙

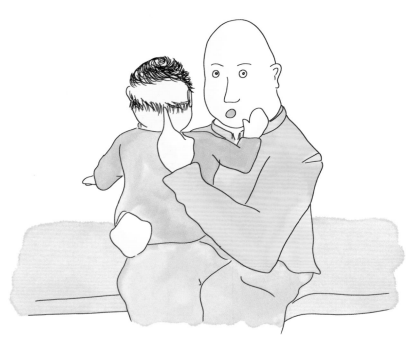

　　大家经常看到 0~6 个月大的婴儿掉头发，尤其是后脑勺那一圈——婴儿脑袋和床接触最多的部位。

　　不少家长让我看他们宝宝后脑勺那一圈没头发的地方，问我是不是小家伙缺钙。

　　我是欧洲人，那儿曾有过相当严重的缺钙和软骨病的历史问题，可是我从来没有听说过，也没有从任何科学文献里读到过后脑勺没头发和缺钙有什么关联。

当然，小孩完全可能因为营养不足，影响了头发的生长和质量。可如果是这样，受影响的就不仅仅是头发了。

关于脱发的问题，我们并没有必要先找病理原因，因为脱发导致的生理原因唾手可得。

事实上，头发数量是头发生长和头发寿命的一个动态平衡。人们观察到，婴儿 6 个月以前，新头发的生长速度很慢，但出生时就有的乳毛却逐渐掉落。

结果就是，婴儿的头部没头发了，特别是头骨后部因睡觉和床接触经常被摩擦的地方更为明显。

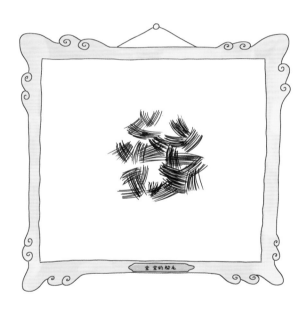

宝宝的胎毛

晚上出汗,睡觉不安稳:又是缺钙吗?

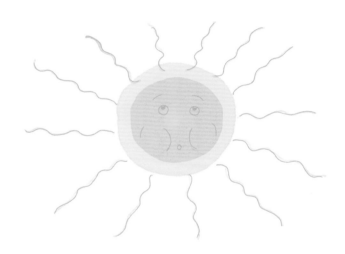

　　钙的运气怎么那么不好，老得为孩子的"不正常行为"背上黑锅。除了前面说的婴儿脱发问题，家长还说：这孩子睡觉时出很多汗，在床上翻来覆去，动得特别厉害，是不是缺钙啊？

　　一个生长和发育都正常的孩子，也就是说身体健康的孩子，在大多数情况下，有多种原因可以解释孩子的夜间出汗或身体活动，其中最大的可能是生理原因，比如孩子穿得或盖得太多，室内温度过高，或者是孩子处于睡眠周期结束阶段而出现短暂觉醒等。

　　同样，如果真有极端缺钙的情况，孩子会出现一系列的病理体征，其中包括(可能)不正常的排汗和睡眠不安。但即便有这些体征，它也不会独立存在，而是会和其他更具体的、和缺钙有关的以及缺乏别的成长基本物质有关的体征相关联，详情请见"更多信息"。

更多信息：

钙和维生素 D

维生素 D

维生素 D 指的是两种物质：维生素 D2 和维生素 D3。维生素 D2 最初来自植物性食物（植物和蘑菇），维生素 D3 由皮肤经日照产生。维生素 D 有助于肠道对钙的吸收。它对人的机体也有别的作用，比如能影响人的免疫系统。

维生素 D3 由前体物质（胆固醇）通过阳光照射皮肤产生，但维生素 D2 和维生素 D3 也存在于食物当中：蘑菇（维生素 D2），肝（维生素 D3），富含脂肪的鱼（维生素 D3）和鸡蛋（维生素 D3）都是良好的维生素 D 来源。食物多样化，尤其是食用动物性食物——肉、蛋、奶等，就能保证从食物中摄取足够的维生素 D。

母乳中维生素 D 含量很低，因此，作为一项预防措施，建议纯母乳喂养的婴儿在一岁内口服补充维生素 D。皮肤颜色深的人如果生活在高纬度地区（如欧洲北部），通过皮肤产生的维生素 D 可能有限，他们更容易出现维生素 D 缺乏，在冬季可口服补充维生素 D。

口服维生素 D 过量会引起中毒。由阳光照射产生的维生素 D 由身体自我调控，没有中毒案例记录。

钙和维生素D

维生素D是肠道吸收钙时必不可少的物质。维生素D的缺乏往往同钙的摄入量不足共同作用，导致儿童佝偻病和成年人的骨软化症。这些疾病的特点是骨骼畸形或自发性骨折。

在我们人类进化的过程中，我们的祖先大部分时间居住在室外，生活在阳光灿烂的南北回归线和赤道之间。而我们现代人，尤其是城市人口，更多生活和工作于室内，这种生活模式大大减少了人们接受日照的时间。

当人们暴露于阳光之下，具体来说是阳光中紫外线那部分，能使皮肤产生维生素D。在冬季，两极附近地区（北纬40°以北或南纬40°以南地区），照射到地面的阳光里几乎没有紫外线，生活在那里的人皮肤中生成的维生素D则大幅下降。

冬天，人们待在室内的时间越长，这种缺失就愈加显著，但其实人们冬天本来可以通过短时间日照，让皮肤制造出维生素D，就像炎热的夏天一样。

母乳中维生素D的含量很少，维生素D存在于某些食物当中，但是相对来说不容易被胃肠道吸收。这些都意味着，在人类进化过程中，维生素D基本上都是通过日照来获得的。

人们，尤其是北方人，习惯让婴儿大部分时间待在室内，这进一步降低了他们本已不高的维生素D含量，增加了钙吸收不足的风险。有研究表明，欧洲北部国家有相当比重的人有得佝偻病的风险，特别是在冬天的时候。所以公共卫生机构建议给新生婴儿补充维生素D，特别是一周岁以内的婴儿。有些欧洲国家建议幼儿在冬季服用维生素D。中国的情况十分类似，这些建议在中国也适用。

母乳喂养的婴儿，维生素D是在母乳之外单独服用获得的。不喝母乳的婴儿，通常能从已经添加了维生素D的婴儿配方奶里获得维生素D。

大家要注意，母乳中的钙足以满足婴儿的需要，而且其吸收优于婴儿配方奶。现在的问题不是增加钙的摄入量，而是要保证供应充足的维生素D。

孩子从出生到一岁时，每天大约需要200~260毫克的钙。通过母乳喂养或配方奶喂养，对钙的需求都能得到满足。一岁以后，对钙的需求逐步增加到每天 700~1000 毫克。一般来说，多样化饮食，包括每天喝约 300 毫升至最多 500 毫升的牛奶（约一天两杯），或吃酸奶和奶酪（含钙丰富），便足以满足一岁以上小孩对钙的需求。

我们要特别注意孩子维生素 D 摄入是否足够。具体说起来，就是在有阳光的日子，有规律地去室外活动（如散步、运动等）约 20 分钟，不要用衣物等遮盖手臂、脸部，不要一出去就用防晒霜。当然也要避免让婴幼儿在夏日暴晒于阳光之下，一般来说这就足以预防维生素 D 缺乏。

过量的摄入钙是不必要的，相反可能是有害的，尤其是对肾脏。

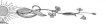

关于钙的适当摄取量和过量钙摄取对健康的影响，可参考美国政府膳食补充品网站中由美国国家科学院医学研究所食品和营养委员会推荐的"钙的适当摄取量"和"过量钙摄取对健康的影响"：http://ods.od.nih.gov/factsheets/Calcium-HealthProfessional/#h8。里面表格的数据只是给大家一些参考，我不推崇在日常生活中把对钙的吸收精确量化到多少毫克。我想强调的是，多样化的饮食，包括维生素 D 摄取（即常规户外活动）就能够保证足量钙的吸收。

缺锌

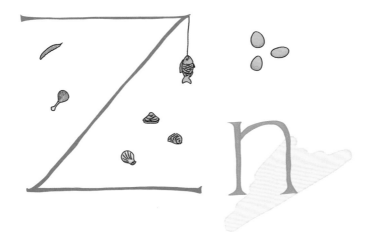

　　有那么一两年，锌似乎是中国家长们关注的一个重大问题，他们常来咨询。他们往往急于知道自己孩子的微量元素含量，包括锌的含量。

　　于是诊疗室里来了好些长得壮壮的小北京孩儿，不少孩子已经做了血液锌含量的检测，有些孩子锌含量异常低，好些已经用上了锌的补充剂，例如小饼干形状的补品。

　　更让人惊讶的是，有人告诉我，很多小孩被发现缺锌。我真没想到，在营养如此富足的城市环境里，怎么会有这么多孩子会缺锌。

　　实际上，世界上有 1/3 的人口受到缺锌影响，但锌缺乏一般是在营养不良时，缺乏多种微量元素的情况下发生。缺锌也会发生在特殊人群中，如老人，他们往往长期营养不良；以及有些无法从口腔进食的病人，尤其是超早产婴儿，他们必须通过注射液获取营养。以前，当人们还没认识到锌缺乏对身体的影响时，营养注射液里没有加锌，长期下来这些病人就会缺锌。

锌是一种非常重要的物质，体内多种酶的正常运行有赖于它。缺锌的话，身体会出现多方面运行异常。

严重缺锌的情况十分罕见，严重缺锌时人的典型体征是嘴巴周围、臀部及四肢出现皮疹等炎症。还可能有其他隐性的体征，如厌食症、生长发育迟缓、伤疤愈合困难、性成熟推迟等。如果小孩只是轻微缺锌，则很少有什么具体特征，诊断也很困难。

动物类产品（肉，肝，鱼）、贝壳类如牡蛎等、奶制品和鸡蛋中都含有丰富的锌，而且豆科植物（豆类，豆芽）和发酵了的谷物也含锌丰富[1]。

因此，只要食用种类丰富的各类食物，我们就能够获取足够的锌。

有些物质，如常见于蔬菜（豆子，豆芽）和谷物中的植酸盐，在肠道内会和锌结合成不溶于水的化合物，阻碍身体对锌的吸收。对这些食物进行发酵（发酵的面包、馒头，腌制的豆子和蔬菜等）可以减少植酸盐，增加对这些食物里锌的吸收。

当许多孩子看起来完全健康，进食也丰富适当，却集体"缺锌"时，我们不能不质疑化验结果的有效性。

事实上，血液中的锌测量化验被公认是既不具灵敏度，也不具特异性的。换句话说，用常用的化验检查是无法正确检测出小孩究竟是否真的缺锌，除非小孩极度缺锌。

要诠释化验室血液或血浆锌浓度结果非常难。人体血浆锌浓度保持在严格限制的范围内，它代表体内锌总量的 0.1%。除非在大量减少或突发的情况下，否则人体锌总量的减少不会使血浆浓度值产生显著变化。

另外，从指尖取血样的时候常出现溶血样本，也就是说红细胞中相当一部分被破坏，它会造成血浆浓度值降低的假象。

---

[1] 另请参阅：美国政府膳食补充品网站 http://ods.od.nih.gov/factsheets/Zinc-HealthProfessional/。

用餐后，血浆中锌的浓度可正常地减少 15％。

最好的办法是确保多样化的饮食。只要保证了饮食多样化，缺锌就变得几乎不可能了。

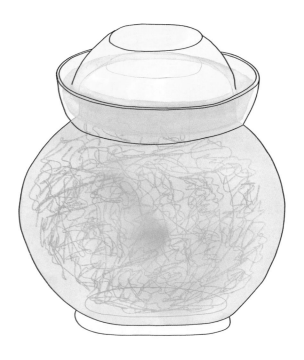

泡菜或酸菜有助于肠胃吸收其中的锌

维生素

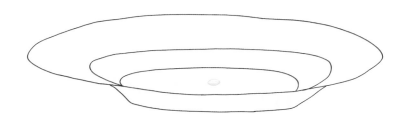

　　我们谈到了钙和维生素 D。但其他维生素呢？我经常看到孩子们定期服用各种维生素。当我问为什么的时候，妈妈们说，因为孩子吃饭吃得很不好，给孩子维生素，至少可以让孩子不缺维生素。有的时候，医生也会开出维生素的处方。

　　按照这种逻辑，我们没必要坚持让孩子好好吃饭吃菜，因为有维生素作为膳食补充剂，可以满足孩子的基本需求。

　　首先，如果孩子吃的食物品种丰富，就不会出现维生素缺乏，即便他们吃得总没父母期待得那么好。

　　此外，最关键的是，人们不应该认为维生素是我们饮食大家庭里的贵族：它不过是众多益于我们健康的必需品的一员而已。

　　在 19 世纪欧洲的科学革命后，医疗文化特别强调单个物质的特性：什么物质对人体的哪个层面产生怎样的影响。这种机械的方法有助于人们去繁就简，了解自然现象；可同时，它把现实简单化了。

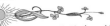

只要多样化饮食，就没有维生素缺乏之忧：健康儿童可以通过多样化饮食获得身体所需的多种维生素和矿物质。

素食儿童（不吃肉、鱼、海鲜和家禽的小孩）的情况比较特别。家长必须仔细规划他们的饮食，以确保他们获得成长所需的基本要素。蛋是人体必需氨基酸的重要来源，对素食儿童来说也是维生素 B12 和锌的重要来源。

相比于动物食品，植物食品中的铁比较不容易被吸收，但是豆类、种子和坚果含铁丰富，对这些食品进行发酵（即自然腌制）可通过降低植酸盐增加铁的可吸收性。

我们必须认识到，在一个多样化的饮食世界中，这些被我们命名的物质，同无数其他物质是无法分割的。

我们的机体已经适应了去吸收食品中的特定的"物质"，吸收的质量将取决于物质的化学环境，即取决于摄入的食物类型。我们身体也有适应能力，知道某些营养物质每次只需要一点点，所以会一次微量、但是有规律地摄取这些物质。比如人体能够很好地吸收来自肉类的铁，如果吃肉的同时又吃蔬菜，蔬菜里的维生素 C 会更加有助于人体吸收肉里的铁。如果在奶粉、米糊等食品里添加铁，人体吸收铁的能力会大大降低。相较于配方奶里的铁，母乳里的铁更容易被吸收，钙吸收也是同样的道理。

尽管医学和科学都有了长足的进步，但我们不应该忘记，我们还没有找到什么更好的方法来确保我们的最佳健康状态。食物多样化、使用天然原料仍是最佳方法。

人们发现，肥胖往往与饮食习惯有关，但即使是专业人士，也很难明确说明它们之间是否存在因果关系。同时人们还发现，不同的饮食方式可能孕育出不同的肠道菌群，而这些菌群会影响营养成分的吸收，包括某些维生素的吸收。

人们可能缺乏维生素，但也可能在日常饮食外补充维生素时出现补充过量的情况。有些维生素，如维生素 C，补充过量时能随大小便排出；其他维生素，如维生素 D 或维生素 A，服用剂量过高则会发生毒性作用。

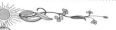

补充维生素——虚假的定心丸：

美国儿科学会出版的《婴幼儿营养手册》说，来自广告的压力和得多补充维生素的焦虑心理，造成了人们大量补充维生素的现实状况。对许多人来说，补充维生素和矿物质是种"可靠的方法，可以弥补饮食中的真实的或想象的缺点"。手册最后一章说"每天吃一片含有推荐剂量的维生素和矿物质补充剂，虽无必要，可能也不会对人体有害"。

《尼尔森儿科学》一书在谈到人们补充维生素的心态问题时阐述得更为清晰。书中谈到，父母和医生担心孩子可能不遵从饮食建议，会试图用维生素补充剂来填补害怕缺什么的恐惧。文中说"这种态度的问题在于，补充维生素不能提供保持身体健康所需的所有营养成分……"，"它会给人错觉，以为可以不必努力通过饮食来满足营养需求"。

欧米伽-3（ω-3）

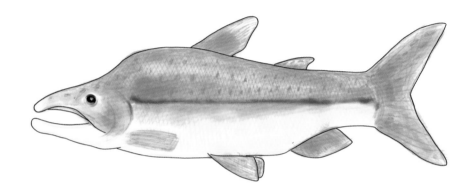

三文鱼——富含 ω-3

不少家长来咨询，是否要给小孩补充欧米伽-3脂肪酸（ω-3）？

就像维生素一样，各种多元不饱和脂肪酸在人体内具有重要的作用。有些脂肪酸是人类必不可少的，如 ω-3 和 ω-6，人们应该从饮食中获取。

我们经常听人谈到 ω-3 和 ω-6。它们都是脂肪家族的成员。对我们的身体来说，这两个脂肪家族都非常重要，因为它们分别含有一种很重要的脂肪类型：一种叫 α-亚麻酸（ALA），来自 ω-3 家族；一种叫亚油酸（LA），来自 ω-6 家族。这两种脂肪之所以重要，是因为人体不能生产制造，而我们需要它们使身体正常运行。所以我们必须从食物中获取它们。

一旦我们的身体里拥有了这两种必不可少的脂肪类型，我们可以用它们来制造不同的其他脂肪。用 ALA 为例，人体可以用它来制造我们常听到的两种物质：DHA 和 EPA。

然而我们的人体不能制造足量的 DHA 和 EPA。因此，在理想情况下，我们需要从食物中找到一些 DHA 和 EPA，以补充我们身体自身产量的不足。

ω-3 脂肪酸和 ω-6 脂肪酸的摄入量之间存在着一种理想的比例关系：即 ω-3 ：ω-6=1 ：5。如今这一比例关系在不少群体中改变了，人们食物中 ω-6 的比重增大了，比 ω-3 与 ω-6 的理想比例高出 5 到 10 倍。我们的祖先饮食里的 ω-3 含量更丰富，现今情况反应出了以下变化：

1. 食品工业的改变。食品工业生产出更多富含 ω-6 的食用油（玉米油、葵花籽油），这些油往往是植物油，因为植物油能降低血液中的胆固醇，往往被推荐食用（自 1950 年左右）。那时人们刚刚发现血液中胆固醇过量同心血管疾病密切相关。但是那时人们还没能认识到油里 ω-3 和 ω-6 在医学上的重要性。

2. 牲畜的食物种类的改变。牲畜的肉和奶里天然含有丰富的 ω-3，因为牲畜吃的是适合它们种群的天然食物——草，但现在牲畜吃的是工业化时代的食物——谷物，这些食物所含的 ω-3 少多了，所以肉和奶里所含的 ω-3 也明显减少。

3. 消费习惯的改变。现在人们消费的食物中，自然的、富含 ω-3 的食物尤其少了，特别是坚果、野生鱼类和蔬菜（现在的蔬菜种植也常常远离了自然条件）。

母乳天然含有丰富的 ω-3，这就是为什么婴幼儿配方奶粉里被添加了丰富的 ω-3。更具体地说，在牛奶中添加 DHA（ω-3 的衍生物）使配方奶公司可以鼓吹配方奶可以改善婴幼儿的智力和视力。这只是商业公司的营销策略，他们不会告诉大家喝母乳的婴儿都拥有这些优势以及许多其他优势。在婴儿配方奶里添加 ω-3 只是为了让它更接近母乳。母乳喂养的婴儿并不需要额外补充 ω-3。

哺乳期的妈妈需要补充 ω-3 吗？我的看法是，她们得在孕前、孕中和孕后有规律地食用各种食物。长期以来，人们总建议让准妈妈在孕前和孕中添加一系列的补充物质。因为在孕期关键时刻，某种元素缺乏可能会对婴儿产生极大风险。拿叶酸作例子，它通常存在于多类食物中，尤其是绿叶蔬菜中。虽然有人平常极少吃含叶酸的食物，这对我们的身体也没什么影响，但是如果孕妇缺少叶酸，尤其在孕前和孕初，很可能引起婴儿神经管畸形。 据我所知，人们还没有发现由缺乏 ω-3 造成的健康问题，当然补充 ω-3 也没有副作用，但那是否有必要服用 ω-3 补充产品呢？ 要让我来选择的话，我会选择吃三文鱼，先吃鱼皮和鱼皮底下棕色的那部分，这些部位 DHA 含量最丰富！

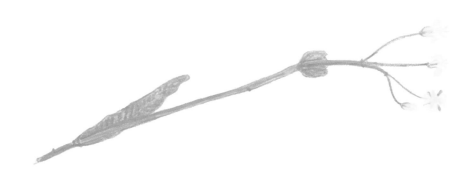

菜籽油里含有丰富的 ω-3

发烧把脑子烧坏了？

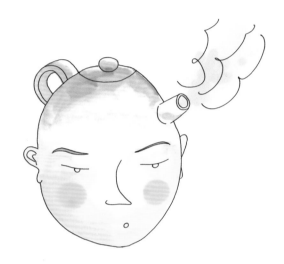

  不少家长来看我时，担心得很，"小家伙昨晚发的烧！可是他没别的什么不对头的地方！太奇怪了，他也听话得很！但是，我特别担心，因为他发的是高烧，高烧 40℃！"

  我呢，会做好奇状，貌似不明白的样子说："你担心什么？"

  "发烧啊，如果烧得太高，会把脑子烧坏吧！"

  "您的担心是一回事，但在现实中，他的脑子不会烧起来的。我是说，我从来没有见过，从来也没有听说过或从专业书籍中读到过脑子因为发烧被烧坏的事。绝大多数情况下，平常身体健康、状态良好的儿童发烧，是因为他们被细菌或病毒感染了。"

  这种情况和恶性高热、中暑完全不同。

发热的机制

人体体温的调节是通过位于视前区或前下丘脑的体温调节中枢来进行的，体温被非常精确地调控在 37℃左右，正常体温在 24 小时内也有规律地波动（ 36.5℃～37.5℃ ），正常体温是早晨低，下午高。

发热是一种生理机制，身体的温度调定点被调到了一个较高值，用于应对细菌、病毒和内源性致热源，也就是说，发热是我们自己的身体在发生疾病的情况下自主产生的。

患病期间体温上升，往往意味着免疫系统的启动，由此会降低体内传染性病原体的生存机会。

发热是身体发起的对抗感染的机制之一。对发热进行干预，理论上可能给身体与疾病的抗争带来负面影响，现在已有些研究证明了这一点。

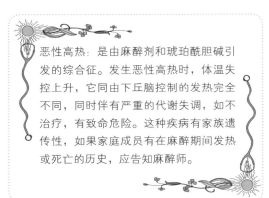

恶性高热：是由麻醉剂和琥珀酰胆碱引发的综合征。发生恶性高热时，体温失控上升，它同由下丘脑控制的发热完全不同，同时伴有严重的代谢失调，如不治疗，有致命危险。这种疾病有家族遗传性，如果家庭成员有在麻醉期间发热或死亡的历史，应告知麻醉师。

还有些身体发热是病理性的，且无法控制，是因为下丘脑的温控机制失灵导致身体代偿机制受损。比如夏天中暑，以及同某些麻醉药相关联的恶性高热，就是这种危险情况。无论如何，这些情况和小孩在传染性疾病中碰到的发热情况是不一样的，它的起因也和常见的伴有流鼻涕、咳嗽、耳朵疼等情况下的发热完全不同，这种时候的发热和体温调节机制失灵是没有关系的。

退烧

那孩子发热的时候，该不该治疗呢？随着经验的增加，我越来越倾向于建议家长"善待"发热，即多数时候静观其变，只有在以下两种情况下给予治疗（甚至也不一定要治疗）。

1. 如果孩子因为发高烧感到身体不舒服时可用药。用药的原则和用止疼药的道理是一样的。一般的退烧药往往也有止疼功效。

2. 如果家长想看看孩子退烧后精神好不好，我们可以在孩子发热后比较无力的时候来看看发热所起的作用。如果用药退烧后孩子还玩耍，不像生病的样子，那就是个相当不错的指标，说明近期没什么严重的状况，可能是小孩常碰到的某种病毒性疾病在作怪。当然这不是绝对的真理，并不是说一切都会好起来的，也不是说在疾病的这一阶段就不需要别的治疗了，但起码它说明这是个好兆头，说明在近期没什么要特别担心的。

如果孩子发高烧，却正常玩耍，行为举止也和平常没有什么不同，我会建议不用给予任何医疗干预，只要孩子自己能对抗疾病就好。当然，家长要确保孩子摄取足够的水分，要多喝水。

如果家长选择给孩子退烧药，一般建议使用布洛芬或对乙酰氨基酚。建议在孩子发热时不要服用阿司匹林，因为在病毒性发热疾病时服用阿司匹林，可能会产生瑞氏综合征从而威胁孩子的生命。

对于医生来说，发热主要是感染性疾病的指征。家长应该配合医生观察，往往经短期观察，即能知晓。

因此，较长时间发热（比如超过 72 小时的）本身并不令人担忧，但它可以提示我们，可能有必要继续探寻研究发热背后的病因。

☆不满三个月的婴儿发热的话，应该马上就医，寻找病因。

发热本身没什么可害怕的，关注发热的主要原因是因为发热可以提醒我们有疾病在发生，提醒我们去找出疾病的原因。

惊厥和热性惊厥

惊厥

许多家长都担心孩子发烧的时候会出现惊厥，他们害怕孩子的神经系统会受影响，所以要尽快给孩子降温。

有些孩子发热的时候会出现惊厥，但惊厥并不影响儿童的神经发育，而且会随着年龄的增长而消失。当然如果孩子本身就有神经系统的问题，他们会更容易出现惊厥，但并不是发烧烧出了神经问题！

惊厥是大脑神经异常活动的临床表现。

惊厥有可能是癫痫的临床表现，如果孩子得了癫痫，惊厥会多次发生。

某些情况下，比如在出现低血糖、脑膜炎、血电解质异常、脑外伤时会突发惊厥，可能留有或没有后遗症。

5 岁以下儿童在高烧时很容易出现惊厥，但大多数情况下，普遍预后良好。

热性惊厥

热性惊厥指的是 6 个月到 5 岁儿童，在发热 38℃或以上时出现的惊厥。它不包括中枢神经系统感染（脑膜炎）、无发热的癫痫发作，以及新陈代谢异常时出现的惊厥。

热性惊厥有三种：

1.单纯性热性惊厥：孩子对父母的呼唤爱抚等无反应，出现反复和左右对称的身体运动（全身强直－阵挛性），父母无法停止孩子的惊厥，惊厥持续不超过 15 分钟，且 24 小时内不再出现。2% ~5%的健康儿童会出现单纯性热性惊厥。

2. 复杂性热性惊厥：持续时间超过 15 分钟，或者发作呈局灶性（不是对称的），或者会在 24 小时内反复发作。

3. 发热性癫痫持续状态：是一种在发热情况下出现的惊厥，发作时间持续 30 分钟以上。

单纯性热性惊厥，即使复发，对孩子大脑的发育也没有影响，有过单纯性热性惊厥的孩子的学习能力、行为举止都会正常。

如果小孩一岁前第一次出现热性惊厥，那么其中有 50% 的小孩会复发。如果小孩一岁后第一次出现热性惊厥，那么其中 30% 会二次复发；如果小孩一岁以后出现两次热性惊厥，那么其中的 50% 会再次复发。

对于出现复杂性热性惊厥和发热性癫痫持续状态的小孩，预后就不那么简单或直接了，可能有其他未查明的病因。

虽然 15% 的患癫痫的孩子会在幼儿期出现热性惊厥，但是出现热性惊厥的孩子中只有 2%~7% 后来会患上癫痫。要明白这一点很重要，因为家长会担心孩子出现热性惊厥后会得癫痫，事实上热性惊厥后得癫痫的比例是很低的。但是有些特定的癫痫病（尤其是 GEFS 和 Dravet 综合征 ）就是很典型地以发热伴有惊厥开始。

发生热性惊厥后，小孩有患上癫痫的可能，影响其发生的重要风险因素有如下几点，如果小孩有：

● 神经系统发育异常；
● 复杂性热性惊厥中的局灶性惊厥；
● 家族有癫痫病史。

换句话说，很多孩子会有热性惊厥，绝大多数之后不会有任何其他神经问题，只有很小部分出现了热性惊厥的孩子，如被发现有上述的风险因素，可能会发展成为癫痫病，有时热性惊厥会是癫痫病的第一次发病表现。

当孩子第一次在发热时出现惊厥，家长应该去看医生，以便进行评估。医生的重要责任是要排除惊厥的原因是发热而不是其他原因，尤其不是脑膜炎或代谢异常（低血糖，血电解质异常等）。根据可能出现的相关神经系统问题，医生会要求做其他检查，比如脑电图或脑 MRI 检查。医生要向家长解释热性惊厥复发的可能性和它的演变。在热性惊厥的情况下，极少有治疗的必要。

☆特别提请大家注意的是，发生热性惊厥时，很可能和脑膜炎有关联，一定要检查，确保不是脑膜炎。尤其是 18 个月以下的小孩出现热性惊厥时，他们可能不会表现出年龄大些的孩子得脑膜炎时的典型症状。这种时候医生可建议进行腰椎穿刺进行脑脊液检查。

热性惊厥可以预防吗？

用退烧药来预防和发热有关联的惊厥所起作用是非常有限的。

我们碰到不少这样的情况，父母因为孩子惊厥了，来医院看医生。当被问及孩子是不是发烧了，他们往往说没有。可是在医院量体温时，我们却发现孩子在发烧。

所以，极有可能当孩子体温突然变化，或即将发生变化时，惊厥发生了，所以要想通过退烧药预防效果不大。除非知道孩子容易有热性惊厥，则可以在发热的几天内有系统地予以治疗。

咳嗽咳出肺炎？

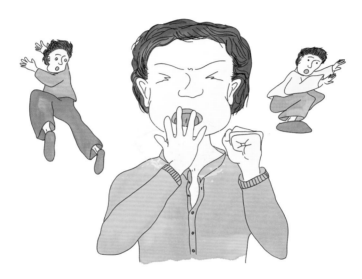

　　家长中普遍存在的一种担忧是有关孩子咳嗽的，每天门诊都会有家长谈到孩子的咳嗽问题。

　　不知为什么，很多家长认为：咳嗽，尤其是持续的咳嗽，会引起肺炎。当然大家都知道，肺炎是比较严重的疾病，我也明白家长的担心。

　　咳嗽是呼吸道受刺激时人所产生的一种自然反应。人们有时能听出咳嗽是哪个部位受刺激引起的，但咳嗽本身并不一定能说明咳嗽的原因，比如咳嗽是细菌感染还是病毒感染引起的，或者是其他什么原因引起的。

　　不管怎样，咳嗽总是有原因的，虽然有时医生要费不少力气才能找到咳嗽的根源。儿童咳嗽的最常见原因是病毒性感染，其中位居榜首的是上呼吸道感染，也就是大家常说的感冒。

所以呢，是先有疾病，再有咳嗽，而不是咳嗽咳出了病。咳嗽本身对肺是没有什么危害的。

那为什么"咳嗽咳出肺炎"的说法流传那么广呢？我推测是这样的：孩子咳嗽咳了一个来星期，而且咳得比以前厉害了，父母决定去看医生（但别忘了，儿童感冒通常要两周才能痊愈），结果医生诊断说是肺炎，还加上一句"你应该早点来医院"。

这可能反映了两种情况：

1. 孩子的确患有下呼吸道感染（支气管炎，细菌性或病毒性肺炎等），它由上呼吸道感染（感冒）演变而来，是疾病经过一段时间后的自然演变过程，它取决于病毒类型和孩子的年龄及身体状况。"长"时间的咳嗽只是疾病的表现，而不是疾病的原因，不一定有什么好方法能在疾病早期对其进行精确的诊断，而且大部分情况下，这种病也没法预防。

2. 可能是语言表达问题。我感觉"肺炎"在中文语境里是个模糊的词汇，不同的人有不同的理解，通常泛指肺部不正常。作为医生，最重要的是要知道是哪种不正常，当然这并不总是轻而易举的事。首先要看患者的肺部感染是否需要医疗介入，细菌性感染大多需要给予治疗，往往需要用抗生素；病毒性感染则不然，未必需要予以治疗，因为病毒性疾病往往有自限性。但不管是细菌性感染还是病毒性感染，如果患者有呼吸困难，就可能需要用药物或吸氧解决呼吸问题。

所以当医生说"肺炎"这个词时，对病人而言，听起来可能比较恐怖，而实际上，他指的未必是危险的细菌性肺炎。我认为医生有必要给病人解释清楚这一点。

"咳嗽咳出肺炎"这一观念也可能来自于遥远的过去，那时因为营养不良、住所人口过密、卫生条件差等原因，细菌性肺炎较为常见，而抗生素还没有被发现，所以肺炎可能是比现在更为常见而且又很严重的疾病。长时间的咳嗽肯定让人联想到重病，需要治疗。但如今在城市里肺炎相对少见，虽然从病理上来说还是一种重病，但病人大都能得到很好的治疗。

肺的结构状似海绵，其中两种运输系统——运输氧气的和运输血液的——在微观层面进行气体交换。

呼吸道是该系统的一个组成部分，嘴和鼻子相当于树干的底部，然后反复分枝成越来越细的细支气管，末端形成 500 万个左右的小囊泡，即肺泡，就像树的树叶一样。

每个肺泡同由肺部血管组成的血液循环系统紧密接触，它们能够直接把空气中所含的氧气转换到血液里，并且收集血液里的二氧化碳，往外排出。

人得肺炎的时候，就是肺里的微系统出现了问题，影响到肺的实质，从而在染病部位影响肺部的气体交换。肺炎可能是局部的、肺的某一部位出现了病变（比如常见的细菌性肺炎——大叶肺炎），或者是整个肺都出了问题（通常是病毒性肺炎，或由某些特别微生物致病，如支原体肺炎）。

得肺炎的时候，肺的实质受损，会影响气体的交换，尤其是受损面积大的时候。因为炎症恰恰生于肺泡和血液之间的交换界面。

排出呼吸道分泌物能引起咳嗽，这种咳嗽有助于除去分泌物。这些分泌物并不是肺炎轻重程度的特定标志，因为分泌物可以从喉咙开始，在整个呼吸树的枝干上都能产生分泌物，而这些分泌物几乎不可避免地都会导致咳嗽。

在以下几种情况下，肺炎有潜在的危险性：

1. 如果病原是细菌性的（特别是肺炎球菌或流感嗜血杆菌），即使免疫力正常的人，也可能有血液感染的风险。

2. 如果肺炎导致呼吸困难，就有潜在的危险。呼吸困难可能出现在任何感染原致病的情况下，或者出现在人吸入了某些化学物质的时候。

换句话说，如果儿童的肺炎是由幼儿常见的呼吸道病毒之一引起的，而且没有导致儿童呼吸困难，即使孩子有咳嗽和分泌物，家长也不用过于担心。

但是，如果儿童软弱无力，或者发热时长超过病毒感染常见的 72 小时，或出现了呼吸困难，那不管咳嗽得轻重，家长都应该马上去看医生。

有意思的是，真正得细菌性肺炎的儿童往往很少咳嗽，但小孩看起来就是病快快的样子，而且他们往往长时间发热。

呼吸道里移动的纤毛，将分泌物排出

文化多样性

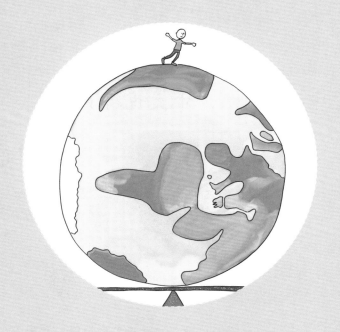

　　这一部分内容和医学没什么关联，我记下了日常工作中和家长们沟通交流的故事，这些内容能让我想起一句话：生活有百态，人各不相同。

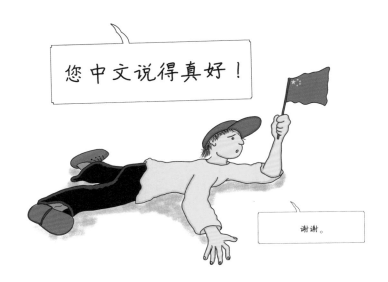

您中文说得真好！

您中文说得真好！

谢谢。

随着时间的推移，现在我只要抬眼一看来人，就能大概判断出对方讲的是哪种语言。比如，我可以从走进诊室的人数、年龄、服装、衣服的颜色搭配、头和身体移动的姿态、胡子的长短、搭在椅子上衣服的件数和随身佩戴的各种物件等一系列判断指标，八九不离十地推断出来人使用的语言。有人会说，你未免把人归类得太快，以貌取人了。当然，在这个猜谜的游戏里，我也会从来者的眼睛、头发的颜色等最基本因素着手，推测他们来自于地球的哪个角落。

下面这种情况很好判断：三代同行，却没有一个人坐着。五个人围着一个小不点儿，他身上衣服一层又一层，五彩缤纷。其中往往有一位男子肚子

孩子生病怎么办？

微凸，边打电话边在诊室的门口徘徊。所有的椅子都被家庭的各种物件占满了。这时我可以放心地用中文说"您好"，一点不用担心他们听不懂。

还有一种情况也很容易判断，诊室的门还没有完全打开，一声"How are you？"就扑面而来，声音如此热情，几乎要关上了我那即将打开的语言大门。没办法，我天生是个内向、没法自来熟的欧洲北方人。对这样的问候，我知道对方并没有期待我的回答。我当然装作没被这个带问号的问候困扰的样子，只把这句话当感叹句来对待。我可以自我介绍，或者以同样的句子作答，这个时候，我知道我得讲"美丽国家"——美国的英语。

有时，这句"How are you？"的模式也有失算的时候。我得先听其声，再见其人。这样我才有机会选择用对方感觉舒适的语言和他沟通。因为如果我用上面两种模式来套用，就会出现判断失误，误以为英语是对方感觉舒适的语言，而实际上，对方是出生在泱泱大中国的人，之后被美国文化熏陶了而已。

一旦遇上这种情况，我得迅速地判断是中文还是英语更能让对方满意。他们在中国发芽，在美国开花，他们热爱自己的新国家美国，我可不能不尊重他们的感情。可是别忘了并非所有讲英语的人都是恋美人士，更何况讲中文对我来说也是提高语言水平的好机会，而对来访者也是重温母亲文化的好机会。

也有这样的人，很礼貌地和我开口讲英语。我礼貌地说声你好，然后用中文自我介绍，实际上我是在向对方提议可以用中文继续我们的谈话。可是对方继续用英语，我又用中文提醒说，我们可以说中文，毕竟，我在中国行医，应该是我说当地语言，更何况英语也不是我的母语。这个时候，对方会出现两种反应：要么说"那用中文就好"；要么对方用英语说"没关系，中文或英文都可以"。我当然知道讲哪种语言至关重要，我们的沟通就是靠讲话，如果对方选了英语，而我又听出他们对自己的英语并不自信，我就会朝他们扔出救命稻草，说："您肯定吗？"恋美派们太骄傲了，不知道英语的医学战场地雷满地……到那个时候，我偷看着我的对手受伤，我的心情好坏会让我做出不同的选择——

有时，我为对方（尤其是女性）的和气或魅力所感染，我们最后惺惺相惜，以中文结束我们的谈话。有时，仿如猎杀战场，我不停地用医学词汇追杀，直到对方精疲力竭，气喘吁吁，最后一口气，投降了，终于讲了他的母语，而我最后用英语说："拜拜，拜拜！"

我，当然也有我的骄傲。我感到很荣幸能追随于儒家文化的语言，即使有时候深知亦步亦趋并不容易。有的人肯定觉得和我讲中文很好玩，他们使用含义隐晦的成语；或看我迷失在东北方言的海洋里；有时他们讲的话很像普通话，可是我一个词也听不懂；也有人想让我失落在四川深幽的大山里。有时，我没听清楚对方的句子，要他们再说一遍，然后我就听到他们用中式英文很慢很慢地和我说那句我开始没听清楚的话。

还有这样的情况，我感觉到来者不愿和我对视。护士领他们进来的时候，我就在旁边，但他们不要和我交换目光，而他们不可能没有看见我。当护士准备离开的时候，有一刻死一般的沉默，家长看着护士，表现出一种不自在和求救的信号，护士感觉到了，靠近了过来。于是爸爸或妈妈说："有没有翻译呀？"护士说："不用担心，这位医生的中文很好。""谢谢。"每次我心里都这么说。"啊，啊，啊，好，好！"于是对方带着一点尴尬的笑容朝我看了一眼。好了，这下我们可以开始了。

在我一眼就判别出可以和来者讲中文时，我进门就饱含热情地说："你好！"这时，祖孙三代里辈分最高的那位总会含笑点头对我说："您中文说得真好！"

附：和您分享我的思考

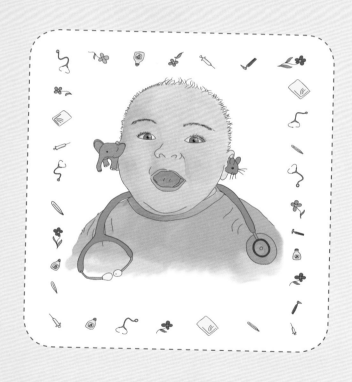

医学文化

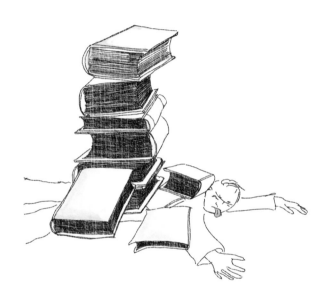

　　我越来越强烈地感觉到，自己平常的医疗实践实际上只是医学多面体的一个侧面，它只是促使人们身体健康的众多方法之一。

　　我 18 岁上医科大学，开始学习人体的各类知识，从细胞到解剖学。有人和我们说"体内平衡"的概念，也就是说身体具有保持化学平衡的自然能力，它通过自动机制，来矫正那些失衡的状态。体内平衡机制出问题了，人就会生病。生病可能是身体代偿机制的临床表现（比如得了流感或感冒的时候，人会发热），生病也可能是代偿机制失败的表现（如心力衰竭或者败血症性休克），是体内平衡机制不堪重负的信号。

　　在大学里，我们要学会在必要的时候为病人找到补救措施，纠正他们身体的不平衡状态。大多数情况下，人们用药物和手术治疗作为补救措施。我们很少去学如何预防，如何避免让体内平衡机制失灵。

在实习的时候，我们遇到过各种急性、慢性病患者。他们中许多人年纪大了，疾病至少部分是身体衰老的体现，也就是说体内平衡机制变弱了。许多患者吸烟，饮酒过量，有的在工作中接触到有害物质，有的营养不均衡，有的有抑郁症，有的碰到意外事故等等，他们生病往往是这些因素共同作用的结果。这些因素都严重损害了他们身体积极回应的能力，甚至用药物治疗也无济于事。这么说起来，不抽烟，不喝酒，保持营养均衡，不是更好吗？答案明摆着。可是现实情况是，就算那些药物治不好病，仅能维持身体的某种状态，人们似乎更愿意花钱来找各种药方。这些病往往是有害的生活习惯或状态导致的，可是人们却不要花钱、花精力进行预防，不想改变有害的生活状态或习惯，去养成好习惯。

当然，我说这些并不是要否认医学每天都在拯救生命这一事实。

人们为什么要用药物来解决问题呢？原因有很多，我认为和下面几点有关：

1. 人们比较容易把重点集中在一个特定的问题上。要专门解决一个特定的问题，比如应对高血压比较容易，但是要去应对导致高血压形成的各种复杂因素，避免高血压的产生，那就难了。

2. 医学的历史是以治疗疾病为出发点的，原因可能和上面说的解决高血压的情况类似，所以，在学校里现代医学还是这么来教的。

3. 对那些实施医疗投入的机构——政府或企业来说，他们当然要考虑上面说的两个因素。如果对治疗领域进行投资，他们更有利可图；如果对预防领域进行投资的话，人们的健康水平可以得到提高，从社会经济角度来说更合理，可是投资回报可见度低。而且在预防领域投入一般不是让哪个特殊的个体受益，而个人动机又是人们做事的原动力。

4. 工商企业在社会中承担着重要角色，是重要的用工机构，可以想象，政府一旦在预防领域实施一些政策，就业就会受到影响。例如药厂可能因为预防决策的实施而减产，随后，工人会失业。

我在实习时，头一次感到如此震惊，原来药物治疗对成人疾病的作用如此有限，要是之前在社会层面有过预防措施，很多疾病实际上是可以避免的。我这里说的成人疾病，是指前面提到的工业化国家的疾病，那些本来可以通过预防来避免的一系列慢性病。

大学毕业后不久，我去了非洲，在战后的卢旺达工作。我头一次遭遇到了另外一种难题——营养不良，它让医生没法好好治病。那里的儿童没有大城市儿童面临的各种饮食、营养过剩等问题，儿童小病成大病的主要原因是营养不良。举个例子，对营养正常的儿童来说，麻疹是相对轻微的疾病，但对营养不良的儿童而言，麻疹的发病率和死亡率都极大增高。换句话说，就算用了世上所有的药，要治疗和治愈营养不良儿童的疾病也会很困难（原因很多，最主要的是免疫缺陷）。这时，我又一次认识到了医学的局限性。

人们常常认为近代传染病减少，应该归功于抗生素的发现。事实上，如果看一下北半球传染病病例减少的时段，我们会发现，在抗生素被发现之前，这种趋势就已经出现了。所以对这种变化得有其他的解释。很可能变化起因与医学无关，而是与下列因素有关：如水管管道变清洁，居住条件改善，人均居住密度降低，城市规划更合理，还有城市人口营养得到提高。

当然，这并不是说药物治疗没有在特定情况下起作用。我只是想提醒大家，预防疾病的效果比治疗疾病的效果更好，有效的预防会对生活质量有重大影响，也能大大减少医疗支出。

当我开始做儿科初级保健门诊工作，也就是说来就诊的患儿是直接从家里来的，而不是转院来的，我很快就注意到以下几点：

1. 还好，大部分孩子得的都是很轻微的疾病，我的工作主要是要让家长放下心就好了。

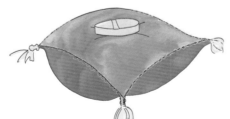

2. 偶尔有些孩子的疾病稍微严重一点，那就先找病因，再进行治疗。

3. 我需要做更多的预防工作：一些疾病在成人中很常见，而且很难治愈，而作为儿科医生的我，有机会减少小孩长大后得这些病的概率（如肥胖症）。

预防工作

总的来说，城市的儿科门诊工作极少需要用药和实验室化验，尽管这同中国现状不尽相同。反过来说，这也意味着医生工作的重头戏是和家长沟通，安抚家长，提请他们注意已知或潜在的有害因素，以尽量减少对孩子的影响。

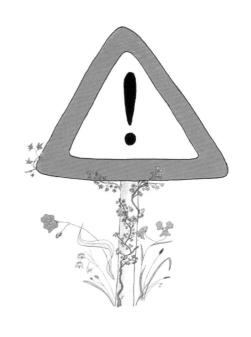

的确，几百年的治疗经验一路下来，某些和医学相关的社会共识给锻造出来了，这些共识有的有一定医学道理，有的却和医学完全没有关联。有时我很难让病人明白，感冒药能够减缓感冒症状，但没有什么药能够治愈感冒。药厂生产的形形色色的感冒药里，也没有哪一种能有特别的魔力，能大幅度减轻感冒过程中的不舒适程度。也有不少患儿家长以为医生开个处方就能药到病除，比如在我怀疑小孩有尿路感染或脑膜炎的时候，有病人告诉我没必要做尿里的细菌培养或腰椎穿刺，直接给抗生素就好。

医生在讲解疾病预防的事时也很困难，一方面因为大家不习惯听医生讲预防的事，另一方面也因为它是无形的，患者不容易感觉到。从医学史上来说，

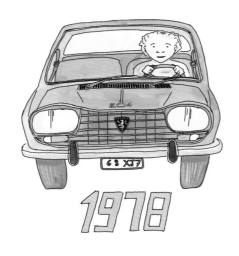

1978

是病人先有了痛苦，才去看医生的。而疾病预防的目的是避免痛苦，看起来像是和医学没有关系似的。

举个例子来说吧，20世纪70年代的欧洲，在强制佩戴安全带措施刚推出的时候，我奶奶告诉还是小孩的我，没有必要系安全带，特别是在短距离或低速行驶的时候。她说系安全带麻烦，又影响人开车。研究已经清楚地表明，在大多数车祸中，系安全带的人生存概率明显增加。可是，那个时候很多欧洲人都不系安全带，或者怕被警察抓到，假装系了安全带。如今在欧洲，几乎没有人质疑安全带的实用性和安全性。系安全带是强制性的，而且儿童必须坐在后排座位上，得配有适合儿童身高和体重的座椅。

2012年，我漫步在北京街头，有多少次我看到母亲坐在汽车副驾驶座上，把自己的婴儿放在膝盖上，没系安全带。一旦有个急刹车或车速在每小时40千米时撞到什么，婴儿和妈妈可能就没命了。

大家也都知道，20世纪50年代以来，吸烟是一些重病、特别是肺癌和心脏疾病的罪魁祸首。尽管吸烟让无数人遭受了痛苦，迫使人们支付不菲的医疗费用，也让很多正当年的人失去劳动力，西方社会对吸烟采取控制措施也只是逐步来进行的。烟草对幼儿呼吸系统的危害也有了科学的明证。60年前我们就清楚地知道烟草有害健康，但是直到近几年，公共场所禁烟才得以实行，这一措施也旨在保护那些不吸烟的人。

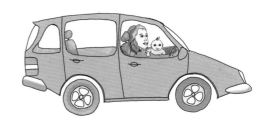

这个例子又一次说明了在社会中建立起预防措施有

多么不容易。在烟草的这个例子里，烟草行业的经济利益同政治权利的联姻是公共场所禁烟实施起来步伐缓慢的原因。但是从公共卫生的角度来说，公共场所禁烟的益处显而易见。

　　预防工作的下一个挑战可能就是营养问题：因为能量过剩而导致的营养不良，以及由此引发的一系列问题——肥胖症和代谢综合征（糖尿病、血脂异常和高血压等）。

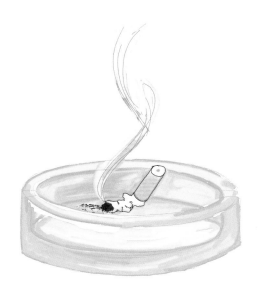

商业的影响和医生的独立判断

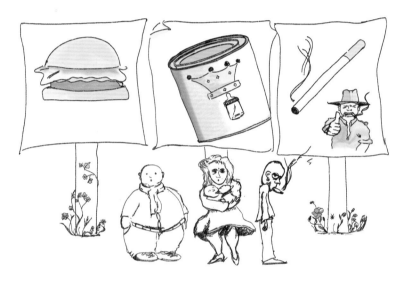

不管在哪个社会，都会有实力雄厚的工商企业做一些损人利己的事。

有时这些工商企业比政府还要强大，他们通过大做广告，通过游说立法机关， 或通过贿赂来获得利己的法制环境，以便推销自己的产品，他们也能从某些专家那儿购买利己的科学观点，使科学文章最大化地淡化他们的产品对人体健康的损害。

烟草制造业、药业和食品工业都实力雄厚，他们能够影响政府的决策，可是他们的利益和消费者的利益并不一样。人们有理由相信，在法律允许的范围内，他们会尽可能地追逐最大经济利益。这些工商企业是法律实体，如果没有法律限制，他们不会为道德观念所左右，只有代表社会多方利益的法律框架建立了，加上民间社会的动态监测，才可以确保这些工商企业行为同民间社会的各种利益相兼容。

我们可以把医生看作是病人的律师。因为前面提到的治疗文化传统，也因为某些医学分支的实际需要，医生在行医过程中往往有赖于医药制造业。医药制造业的作用是给医生提供一种工具。但他们的终极目标是增加财富，这一目标并不一定总是和病人的利益合拍。那么，作为医生，就有责任确保病人的利益，而不是成为医药制造业的仆人。

同样的道理，我认为医生应该警觉有些制造企业的做法对患者健康的影响，如食品工业。令人遗憾的是，这是一项异常艰难的工作，因为商业公司大多善于取悦患者，患者意识不到或者预见不到他们的产品对自己身体的负面影响，当然如果一种产品的毒副作用太明显的话，该公司一般会被送上法庭，或以倒闭告终。

除此以外，也有由商业公司赞助的一系列的科学和伪科学论文，让医生的工作变得更加复杂，因为医生的言论很容易被商业公司支持的言论压制，而商业公司拥有大量资金和资源，非常容易传播利己的信息。

给大家举一个典型的例子，是关于婴儿配方奶的。我们都知道母乳比配方奶要好。我见到的每个家长都想在各方面给自己孩子最好的，但是很多家长却给孩子喝配方奶，要么一出生就给，要么在母乳喂养初期，碰到一些小小的困难后就换上了配方奶，或者因为妈妈一个月后要工作了，就断奶换配方奶。其实很多时候，并不是因为家庭经济困难，妈妈非得工作不可。每年人们都发现纯母乳喂养的新益处，尤其是近几年，人们还发现，出于还不为人所知的某种原因，配方奶喂养很可能引起日后的肥胖症。

我们常常看到，金黄色的配方奶盒上，一个胖乎乎的婴儿在微笑着，他系着中世纪欧洲贵族的佩带，上面闪耀着色泽金黄的"DHA"几个字母，这一切使这个装奶粉的容器看起来像精美的商业艺术品，让人难以抗拒。如果我们把这幅图画和因母乳喂养而上衣斑痕点点的妈妈做个比较，那效果就更明显了，更会让妈妈或爸爸们蜂拥而上，直奔配方奶。

绝大多数来看我的家长都认为，婴儿在6个月后必须吃奶粉。因为有人说，母亲的乳汁不再那么有营养了。实际上，半岁左右的孩子除了母乳，也应该开始多样化的饮食了，因为孩子的需求有了改变，但是母乳的质量并没有变。

许多人也认为，一岁的儿童应该喝"专门为他们准备的配方奶粉"，即所谓的"成长奶粉"，因为里面有他们这个年龄需要的一切，这些想法从何而来？从商业公司那儿，或者直接通过针对父母、幼童的杂志（通常是一大堆的广告和由制造企业赞助的文章），要么通过专业医护人员（他们也会受制造企业的影响）。没有任何独立的科学研究证明儿童6个月后，母乳不再适合，也没有任何独立的科学研究表明一岁的儿童需要成长奶粉。相反，儿童成长奶粉对某些儿童的超重负有责任。

作为医生，我们的工作，就是要从孩子的最大利益出发，不停地质疑这些看起来被广泛接受，实际上没有被独立的科学研究加以证实的常识或观点。

病人的文化背景

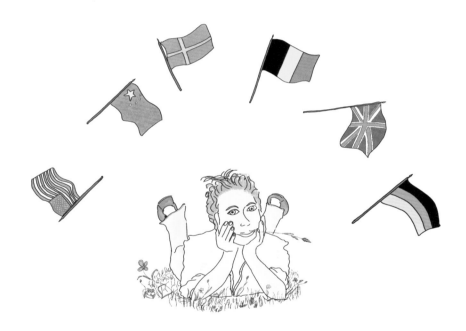

  门诊的时候，医生和患者的沟通建立在各自对生活的体验之上。每次和患儿家长见面，我的医学经验和人文体验都得到了丰富，我相信来访的家长也会有同样的体会。在本书中，我试图还原我和患儿家长日常互动的场景，这其中不乏活泼和幽默的片段，我和患儿家长的沟通交流也往往决定了治疗将怎样来进行。

  我记得在一个国际医学研讨会上，有一个主题演讲说的是欧洲抗生素使用的地理差异。主讲者用标色地图来表示不同地区的抗生素消耗量。从图上，我们可以清楚地看到一条南北梯度线，表明南方地区比北方地区消耗了更多的抗生素。但是，人们没有找到什么医学上的原因来合理解释这一现象。比如，是不是因为南方地区传染病更多，所以抗生素用量更大？唯一可能的解释是南北的文化差异，病人是这样，医生亦是如此：北方病人在用抗生素之前，能够等待更长的时间，北方医生也是这样，在开处方时，他们更为小心谨慎。当然这是总体趋势，在个人层面上总会有例外。

我就有过类似的体验，来我这儿看病的一些德国或欧洲北部的父母，在碰到治疗中耳炎问题的时候，能够接受不用抗生素的治疗建议，或者他们在医学允许的范围内，至少先试着不用抗生素。

这种态度也同样表现在发热时用不用退烧药的态度上，北欧的一些家长认为退烧药往往会延长疾病周期，事实上的确有科学研究表明服用退烧药会延长感冒时间。

在现实生活中，各个国家都有自己的医疗文化，每个国家的医学发展史不同，每个人如何在自己所在的医疗体系里成长、如何处理健康问题的方式，也不一样。

中国的现状是，大多数患者只有极少的时间和医生沟通。我认为这是医疗体系组织构架不合理造成的，也有人说那是因为中国人口众多，这一种解释最为常见，但无论如何，这种现状毫无疑问影响患者就医的状态。

第一次来见我的中国家长往往着急得很，他们想在几分钟内解决小家伙的所有问题，包括开处方。他们迫不及待地把孩子送到我面前，几乎要塞到我怀里，而不是把孩子放在诊查台上，他们恨不得我坐在椅子上就开始检查，然后他们想让我赶紧写处方，这样全家人好赶紧去药房取药。我说全家人，是因为门诊来人往往是三代同堂。我敢肯定这是中国家庭表达爱的方式，同时这样也可以避免一个人对医嘱理解不当，影响实施治疗方案。而且老一辈的年龄和经验也可以帮助小辈判断医生的专业水准。

来我这儿看病的法国或英国妈妈恰好相反，也许是因为家人不在身边，她们独自带着两个或三个孩子前来，总是忙得不亦乐乎。

新加坡家长或有的香港家长，情况又不一样。随同前来的家人不多，但是家长的问题很多。医学中本身就存在很多的不确定性，但是这种不确定性在他们那儿很难找到位置。一切都必须是可测量的，可解释的，几乎到了机械化的地步。他们总是在礼貌安静中提出他们的疑问。我现在意识到我比较不容易满足我的新加坡病人，因为一般来说，我给出的答案总比他们提出的问题少。他们总是带着贴着整齐标签的小瓶子，那里面有他们备用的常用药，我总为他们的这种整洁有序所折服。

我见到的印度家长大都体态放松，语气柔和。印度家长提出的问题简洁明了，我总是很高兴地给予回答，何况提问的人总是那么轻柔，那么礼貌。当我认为所有问题都回答完毕了，到了该说再见的时候，爸爸总会打断我的话，并满怀歉意地说："呃……医生，如果您同意，我们还有一个小小的问题……"当然了！没问题！但是现在我明白了，在我以为可以结束的时候，我往往还要再等好一会儿才能和我的印度病人说再见。

比利时家长呢，很难说。可能和英国家长有些相似，他们不是那种容易焦虑的父母，要等到不去不行的时候才会上医院。我不会鼓励家长为了芝麻大的事就来看医生，可是有的家长也的确潇洒得很！有些患儿家长来找我时，我知道那是因为孩子的确有了比较严重的问题，而且他们是在家等了几天后才来看医生的。

我差点忘了，我常常被一些中国家长问"倒"了，尤其是那些新患儿的家长。他们还不太了解我，不知道有些问题问了我也白问，因为我没有答案可给。

比如他们给我看孩子脸蛋、屁股上或者背上的一丝红色的小痕迹，对我说："医生，这个以前没有，是什么？"我对他们说："老实说，我也不知道这是什么。"我知道每次这么说，他们可能认为我没用或无知（我倒很乐意接受），但是我自我安慰说，学医时我不但学会了治疗疾病，也学会了尊重个体差异。问题是我的确没有答案可给，但是我会告诉他们我认为那个小痕迹不是个问题。

有时家长因为我不能给出一个黑白分明的答案感觉很不舒服；大部分时候，他们自己也说，其实也没什么好担心的。我感觉在家长的眼里，我这个外国人的身份似乎给予了我某种特别的天赋，让我可以鉴别一个芝麻大的包包的由来。可惜我常常得让他们失望，因为我通常只给他们一个很普通的诊断：那就是个红包包而已。常常，对方也会有礼貌地说，他们正是这么想的。

　　那如果我真的有疑虑呢？我会拿起书本，我会上网，或者我会推荐他们去看一位同行。这样我们都可以学到一些东西。

用进化论阐释医学

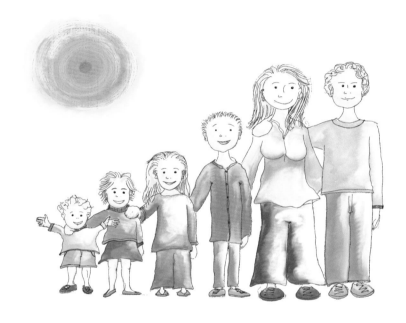

　　要理解生物学现象是很难的，因此，如果对生物现象复杂性理论基础的一些概念比如生命现象的进化特点不甚了解的话，那么，要想正确地进行医学实践也是很难的。而且，正可能是这种进化特性构成了生命现象的基础。

　　生命进化原则首先为 19 世纪的夏尔·达尔文和乔治·华莱士所理解并公之于众，该原则是这样的：生命体能够在既定的环境里繁殖后代，而在这一过程中会出现某些差错（基因密码突变），从而促使新一代生命体在环境适应性方面出现差异。有时候，这种差异是有利的，而有的时候却不然。如果与上一代相比，出现了有利的差异，新的生命体将获得更大的存活机会，较之遭遇不利差异的个体来说，它也将获得更多的繁衍机会。当然，并不是说这些个体在其生命旅程当中会逐渐变得跟以前不同，而是说在其后代身上会显示出某种差异。自然选择就体现在某个生命体对环境的适应程度，它获得的繁衍机会的多或少上①。

用这种进化论的观点来看待自身的存在，我们可以学到不少东西。首先，人和人都是不一样的。因此，我们对环境压力做出的反应略有不同。令人遗憾的是，目前，想要知道"谁"会"怎样"在自己的生存环境里做出"什么样"的反应还很难。不过有些倒是显而易见的，比如对太阳的耐受性，有些人在太阳底下暴晒没问题，有些人的皮肤却会被灼伤，所以我们很容易想到太阳和皮肤之间有关联。

乳糖

婴儿天生就能消化乳糖，而乳糖是母乳中的主要糖分。因此，乳糖是母乳喂养婴幼儿的重要营养组成部分。

正因如此，婴幼儿无法消化乳糖是一种罕见的基因突变。直到近代，那些无法消化乳糖的人，生存概率都不大，也就无法把这种基因突变传给他们的后代（如今我们有了特殊的、无乳糖的婴儿配方奶粉）。

用牛奶替代母乳并不能解决问题，因为牛奶中还是含有以乳糖为主的糖。此外，婴儿肠道不适应牛奶，牛奶会对他们的肠道和肠黏膜造成损伤。

世界上大多数地区的孩子，除了某些人群（如北欧人），在 2 到 3 岁的时候，会逐渐失去消化大量乳糖的能力，无法消化存在于鲜牛奶中的大量乳糖。这个时间段刚好和传统上断乳的时间段吻合。

我们可以来看一个例子，某些具有特别适应力的人群在成人时却保持了消化牛奶乳糖的能力。这种基因突变的形成可以追溯到约 7500 年前的北欧。

---

① 见图画故事：绿老鼠怎么变成灰老鼠？

之后，很多欧洲人具有了这种基因。

在欧洲，冰期后及农业形成初期的艰难环境里，具有这种基因，即成人能消化乳糖的人群可以获得持续的蛋白质来源，这样一来，比起不具乳糖消化能力的人群，他们就有了营养上的优势，可以让自身人群更快地扩张，所以具有乳糖消化能力的人在欧洲人口中的比例增加了。

对那些能够消化乳糖、也就是说可以消化鲜奶的人群来说，怎么存储牛奶也是个问题：没有制冷设备，牛奶里天然存在的细菌会繁殖，鲜奶只能保存几个小时。牛奶里的细菌会消化乳糖，将它转换成乳酸，同时使奶的材质发生变化（凝固、乳清分离）。牛奶失去了部分乳糖，就有了酸酸的味道。牛奶的酸性限制了其他细菌，包括那些可能对人体有害的细菌增长的可能性。牛奶的这种转变有两个好处：一是奶的存储时间长了，代价是酸了点；二是它的乳糖含量降低了，能被许多成人消化了。

最初的养牛人可能自己就没法好好消化牛奶，他们通过把牛奶发酵，使自己可以食用奶的衍生产品。

后来的人们用了标准化的控制程序来实现这种转变，酸奶和奶酪的制造就体现了这种转变。接受母乳喂养的婴儿的肠道里面也在进行类似的转变，这种转变一方面使婴儿肠道有了乳酸菌的保护，另一方面也有助于婴儿消化乳糖。加入酶来帮助婴儿消化

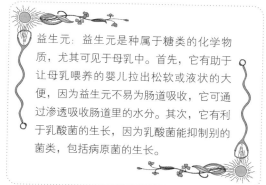

益生元：益生元是种属于糖类的化学物质，尤其可见于母乳中。首先，它有助于让母乳喂养的婴儿拉出松软或液状的大便，因为益生元不易为肠道吸收，它可通过渗透吸收肠道里的水分。其次，它有利于乳酸菌的生长，因为乳酸菌能抑制别的菌类，包括病原菌的生长。

乳糖（即加入乳糖酶）是不必要的，因为这项工作已由婴儿自身的乳糖酶及肠道里生长的乳酸菌来完成了（只有极少婴儿无法消化乳糖）。婴儿肠道里的乳酸菌的生长尤其要归功于母乳里含有的益生元。

人们发现非洲肯尼亚的某些人群中，有一种不同于北欧人的基因突变，也能让成人消化牛奶。全球大部分人群都缺乏在成人时消化乳糖的基因，很多人一次只能消化数量极为有限的牛奶。可是，很多人却能够消化酸奶和奶酪。

维生素 D

我们人自身也折射出我们生活于其中的环境，来看看环境是怎样雕琢人类的。北欧人的皮肤和头发颜色肯定是适应高纬度环境的产物——欧洲大多数国家冬天的时候几乎没有来自太阳的紫外线辐射。此外，即便在夏季，天空也常常多云，日照及紫外线照射时间也非常有限。在欧洲北部地区，无论冬季还是夏季，天气变化多端，人们全年大部分时间都在室内度过，可是人体皮肤要制造维生素 D，就必须暴露于紫外线辐射之下。维生素 D 是肠道吸收钙的必需物质，它也对人的免疫力有影响。

在这种情况下，人的浅色皮肤就有了优势，肤色浅的人可以更好地吸收太阳辐射，因此能更好地吸收紫外线，使皮肤维生素 D 产量增加。第一批从南方抵达欧洲大陆的人，可能皮肤颜色较深，适应北方环境的能力要弱一些。经历了一代又一代，很可能肤色较浅的人比其他人更容易生存，更容易繁殖后代。这逐渐导致北欧大陆人口的肤色变浅。

这个例子说明了环境对人类的影响。它能帮助人们理解这样一种情况：人们生活的环境对人本身产生永久的压力。因此，它影响着我们的生存，影响着我们的基因可否传递给下一代。

人类创造自身环境

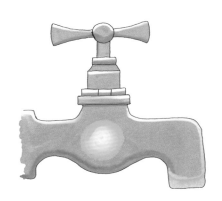

我们也可以推断，在大自然塑造人类上千年的过程中，自然选择下来的各种压力也变小了。如果我们生活的环境发生了急剧的变化，几代人下来，自然选择的压力就会增加，个体和环境之间的和谐会被破坏。

所以我们可以推测，当环境给我们的压力太大了，也就是说，如果压力同我们身体所能承受的压力差距太大了，当人体体内平衡机制无法承受，就会造成身体功能障碍，也就是说人要生病了。

人类有能力迅速而猛烈地改造周围环境。所以，我们能预料到这种改造会在几代人中造成身体功能障碍，这种障碍同环境的迅速变化有很大关联。

谈到"环境"这个词，我指的不仅是广义上我们周围的外部世界，它也包括人与(微)生物世界的互动，食品及其对肠道菌群的影响，阳光对人的影响，人口密度等等。

例如，在公元前13000年到公元前6500年间（各地时间各有不同），农业产生了，人们不得不相对迅速地改变自身生活方式，人口密集了，出现了营养问题，生活环境改变了，这些因素极可能导致了传染病，并造成营养不良的危机。

要说和我们这个时代更接近些的事，可以看一下欧洲工人在工业革命时岌岌可危的生活环境，他们生活在狭小的空间里，通风不良，光线不足，很多人长期营养不良，这种环境正是滋生佝偻病和肺结核的温床，这些疾病在18、19世纪的欧洲蔓延肆虐。

我们进行医疗工作时，应该考虑到环境的作用，并在医疗实践中注意环境对人的影响：人们很难准确预测人体会如何对不寻常的环境做出反应，但是可以肯定地说，现在人们所处的环境和我们祖先几千年演变过程中的相对稳定的环境相差很大，它肯定会对人体健康产生某种后果。我们也可以说，这些后果会因人而异。

我在给家长提供儿童进食建议的时候，就融入了上述的思考（当然这只是一个例子）。在婴儿饮食这方面，许多未知数依然存在：如母乳喂养的小孩在6个月之前和之后实际吸食母乳量是多少，婴儿在喝母乳的过程中的状态（一次喝多久，每口喝多少，每次能量消耗等），第一餐对孩子成长的影响，孩子的饱腹感，等等。

我们也看到奶瓶喂养的孩子的成长速度往往不同，他们1岁时的平均重量比母乳喂养的小孩要重，越来越多的文献资料表明，配方奶喂养和奶瓶喂养对时下的肥胖症有影响。

换句话说，我们的生活方式与我们的祖先渐行渐远，这可能对我们的适应机制造成压力，从而导致疾病。我们得认识到，我们已经在一个相对稳定的环境当中经历了漫长的进化，这种环境能够帮助我们减少有害健康因素的数量，减少它们的影响力。

随着科学和医学的进步，卫生和营养条件得到了改善，使得我们（特别是城市和发达国家）摆脱了以往由传染病和寄生虫病引发的灾难。从这个意义上来讲，抗生素对于整个人类的作用是次要的。最近几十年以来，我们生活环境中的细菌和寄生虫大幅度减少，可是人就像别的动物物种一样，在长期进化的环境中，周围曾充满了多种细菌和寄生虫。

如果说这些传染源、天敌或者说竞争者在漫长的岁月里并未影响我们的新陈代谢模式，特别是免疫系统，我们会很难认同这种说法。但是，如果免疫系统因为各种各样的细菌、寄生虫和病毒而存在，那么当这些竞争突然消失了，这些远古的天敌或者竞争者突然不复存在的时候，会出现什么情形？

于是，越来越多的科学家认为，我们的免疫系统出现的某些反常反应，比如过敏和某些炎症，至少有一部分原因是我们的免疫系统进行自我调整，以便继续与今天已经消亡的，或者曾经出现得更早，而现在只有到了一定年龄才会遇到的潜在入侵者保持接触。

同样，我们所知晓的许多疾病可能起因于环境和我们的生态位①的迅速变化。当我们面对某种疾病时，或许答案不在于药物治疗，我们应该做的，或许应该是对环境做些调整，使它较为接近我们所适应的环境。

当然，这种应对方法是建立在医学研究已相当重视分析疾病复杂而缓慢成因的假设之上。这也意味着我上面提到的传统治疗方法应该向着公共卫生理念转变。新的方法要鼓励独立的医学研究，不要受医药公司利益所影响，并且重新定位医学研究的重点，这些研究有史以来都是以治疗为主，但在疾病预防方面还做得不够。

――――――――――

①生态位：指生物或种群如何应对资源和竞争对手的分布，以及它如何反过来改变这些因素。

  孩子生病怎么办？

绿老鼠怎么变成灰老鼠?

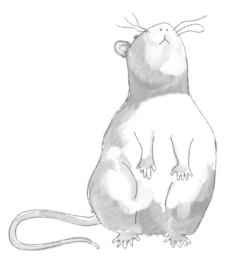

　　每个人都以为城里的老鼠一直都是灰色的，从这个童话故事里你会发现事实可能并非如此……

老鼠还是绿色的时候，到处都是野草和鲜花，

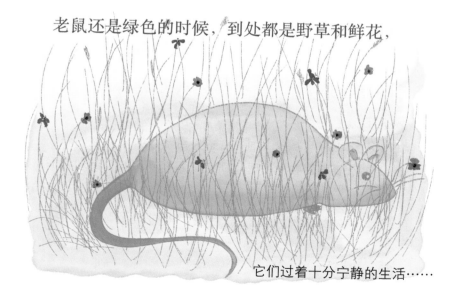

它们过着十分宁静的生活……

可是有一天，世界变了……

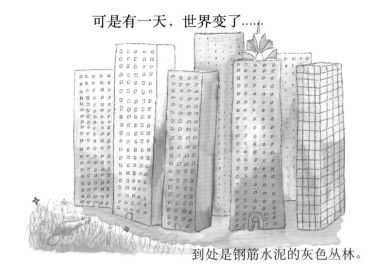

到处是钢筋水泥的灰色丛林。

再没有那么多草地可以捉迷藏了……

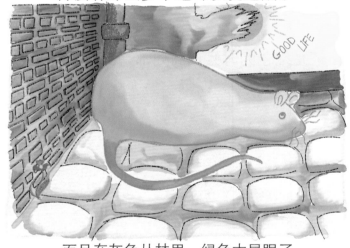

而且在灰色<u>丛林</u>里，绿色太显眼了。

偏偏灰色丛林里又有很
多猫，猫最爱老鼠……

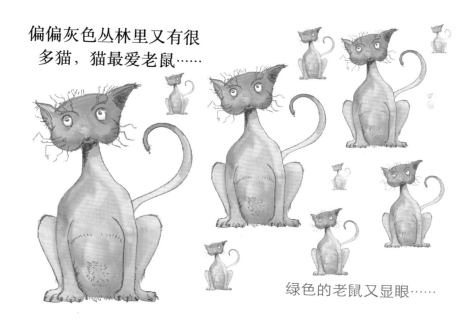

绿色的老鼠又显眼……

绿老鼠的美好生活一去不复返了，

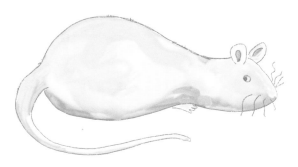

可是，对于那些没被猫抓住的绿
老鼠们，生活还得继续……

绿老鼠有孩子了······

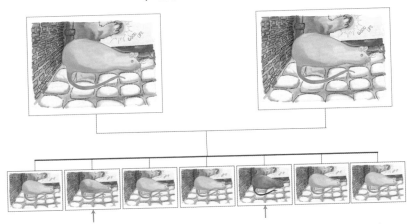

大自然有时会做些奇怪的事情，绿老鼠有了很多绿小孩，
可是也有橙小孩和灰小孩······

大自然给予小鼠们不同的命运······

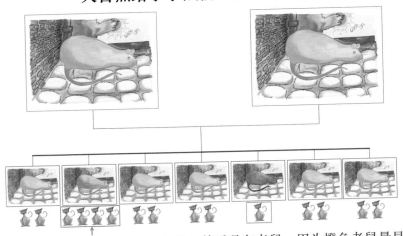

猫最喜欢吃橙老鼠，其次是绿老鼠，然后是灰老鼠。因为橙色老鼠最显眼，
绿色老鼠也更容易找，而灰老鼠最容易藏······

  孩子生病怎么办？

在这个猫儿遍地的世界里……

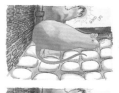 橙老鼠没有机会活下来，

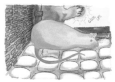 绿老鼠越来越少，

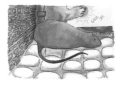 灰老鼠越来越多。

如此，一代又一代……

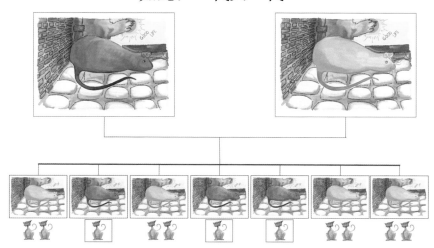

越来越多的灰老鼠生存下来。

最后……

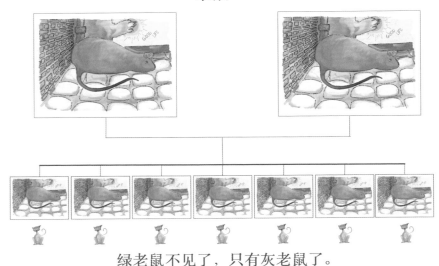

绿老鼠不见了，只有灰老鼠了。

这样经过了几代，灰老鼠占领了城市丛林……

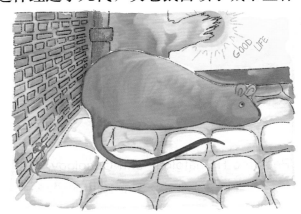

这个有些浪漫色彩的儿童故事用简化的方式阐述了物种进化的基本原理：
大自然带来差错（绿老鼠生出了橙老鼠和灰老鼠），环境（猫）促使差
错蔓延（灰老鼠增多），环境也可能纠正了差错（橙老鼠绝迹）。

参考资料

Nelson Textbook of Pediatrics, R. M. Kliegman; B. F. Stanton; J. W. St. Geme, III; N. F. Schor, R. E. Behrman; 19th Edition, Elsevier Saunders, 2011, ISBN: 978-0-8089-2420-3

Principle and Practice of Pediatric Infectious Diseases, S. Long, L. K. Pickering, C. G. Prober, 3rd Edition, Churchill Livingstone Elsevier, 2008; ISBN: 978-0-7020-3468-8

Textbook of Pediatric Infectious Disease, 6th Edition, R. D. Feigin, Cherry, Demmler-Harrison, Kaplan, Saunders Elsevier, 2009; ISBN: 978-1-41604044-6

Communicable Disease Control and Health Protection Handbook, Dr J. Hawker et al, Third Edition, Wiley-Blackwell, 2012, ISBN: 978-1-4443-3567-5

Manual of Pediatric Hematology and Oncology, fifth edition, Philip Lanzkowsky, Elsevier (Academic Press), 2011, ISBN: 978-0-12-375154-6

Cellular and Molecular Immunology, Abul K. Abbas, Andrew H. Lichtman, Shiv Pillai, Updated 6/E, Saunders Elsevier, ISBN: 978-0-8089-2411-1

Mims' Medical Microbiology, 4th Edition, Richard V Goering, Hazel M Dockrell, Mark Zuckerman, Derek Wakelin, Ivan M Roitt, Cedric Mims, Peter L Chiodini, Mosby Elsevier, 2008; ISBN: 978-0-8089-2372-5

Evolution in Health and Disease, 2nd Edition, S C Stearns, J C Koella, Oxford University Press, USA, 2008; ISBN-13: 978-0199207466

Hurwitz Clinical Pediatric Dermatology, A textbook of Skin Disorders of Childhood and Adolescence, 3rd Edition, Amy S. Paller, Anthony J. Mancini, Elsevier Saunders, 2006; ISBN: 978-0-7216-0498-5

Color Atlas and Synopsis of Pediatric Dermatology, 2nd Edition, Kay Shou-Mei Kane, MD et al, McGraw-Hill, 2009; ISBN: 978-0-0717-1252-1

Kendig's Disorders of the Respiratory Tract in Children, 7th Edition, Chernick, Boat, Wilmott, Bush, Saunders Elsevier, 2006; ISBN: 978-0-7216-3695-5

Pediatric Gastrointestinal and Liver Disease, 4th Edition, Robert Wyllie MD, Jeffrey S. Hyams MD, Saunders, 2011; ISBN: 978-1437707748

Modern Nutrition in Health and Disease, 10th Edition, M. Shils et al, Lippincott Williams & Wilkins, 2006; ISBN-10: 0-7817-4133-5

Pediatric Nutrition Handbook, 6th Edition, R. E. Kleinman, MD, Editor, American Academy of Pediatrics, 2009; ISBN: 978-1-58110-298-7

Principles of Genetics, 5th Edition, D P Snustad, M J Simmons, Wiley, 2008; ISBN-13: 978-0470388259

Effect of Inhaled Glucocorticoids in Childhood on Adult Height, H. William Kelly et al, N Engl J Med 2012; 367: 904-912

AOM in Children, Roger A J M Damoiseaux and Maroeska M Rovers, Clinical Evidence 2011; 05: 301

Evidence-based Guidelines From ESPGHAN and NASPGHAN for Helicobacter pylori Infection in Children, S. Koletzko, N L Jones, K E Goodman, et al, JPGN 2011; 53: 230-243.
(http://www.espghan.org/fileadmin/user_upload/guidelines_pdf/ Koletzko_Evidence_based_Guidelines_From_ESPGHAN_and_NASPGHAN_ for_Helicobacter_pylori_Infection_in_Children.pdf)

Can infant feeding choices modulate later obesity risk?, Koletzko et al, Am J Clin Nutr 2009; 89 (suppl) :1502S-8S (http://ajcn.nutrition.org/ content/89/5/1502S.full.pdf)

Risk of Bottle-feeding for Rapid Weight Gain During the First Year of Life, Ruowei Li, MD, PhD; Joselito Magadia, PhD; Sara B. Fein, PhD; Laurence M. Grummer-Strawn, PhD, Arch Pediatr Adolesc Med. 2012;166(5): 431-436
(http://archpedi.jamanetwork.com/article.aspx?articleid=1151630)

WHO Complementary Feeding page: http://www.who.int/nutrition/ topics/complementary_feeding/en/index.html

WHO Exclusive Breastfeeding page:

http ://www.who.int/nutrition/topics/exclusive_breastfeeding/en/index.html

Complementary Feeding : A Commentary from the ESPGHAN committee on nutrition. Journal of Pediatric Gastroenterology and Nutrition 46: 99–110, 2008 by European Society for Pediatric Gastroenterology, Hepatology, and Nutrition and North American Society for Pediatric Gastroenterology, Hepatology, and Nutrition

Does Weight Gain in Infancy Influence the Later Risk of Obesity?, Atul Singhal MD, JPGN, Volume 51, Supplement 3, 119–120, December 2010 (http://journals.lww.com/jpgn/Fulltext/2010/12003/Does_Weight_Gain_in_Infancy_Influence_the_Later.2.aspx)

The Effect of Diet on the Human Gut Microbiome: A Metagenomic Analysis in Humanized Gnotobiotic Mice, Turnbaugh, Peter J. et al. Science translational medicine 1.6 (2009): 6ra14
(http ://www.ncbi.nlm.nih.gov/pmc/articles/PMC2894525/)

High Fat Diet Determines the Composition of the Murine Gut Microbiome Independently of Obesity, Hildebrandt MA, Hoffman C, Sherrill-Mix SA, et al. Gastroenterology 137.5 (2009): 1716–24.e1–2.
(http ://www.ncbi.nlm.nih.gov/pmc/articles/PMC2770164/)

注：以上所有链接的最新访问日期为 2015 年 9 月 21 日

译后记

　　我先生那唐元花了两年多时间，利用工作之余和门诊间隙完成了这本书，又花了大半年边画插图边修改。见他如此投入地写作，倾佩之余，我就满怀热情地开始翻译。这工作持续了一年左右，之后我又花了一年多的时间和编辑沟通修改。期间我们的老三出生了，先生开玩笑说："他的出生就是为了让我们把这本书弄好！"头尾加起来，这本书孕育生产花了我们三年的时间，比创造生产老三的过程长多了。

　　这本书是我俩共同的项目，我们有分享的欢心时刻，也有因这本书闹得面红耳赤的时候。这本书原文是用法文写的，有不少参考信息来源于英文资料。为了保证理解得当，翻译成中文时，我不时地来来回回问问题。我也会对原文提出疑问："你这样说中文读者不明白什么意思。""是你不明白什么意思吧？"他有时怪笑着看我，我有时也笑着承认。我也会建议说："中文读者没有这种背景知识，得补充说明才行。"如此一来，不断地填填补补，再加上插图，这本书日渐丰满。

　　我在翻译这本书的过程中深感自己受益不少。以前模模糊糊知道些的认知在完成这本书之后清晰多了。所以翻译的过程虽长，却是充满了获取的乐趣，没有一点厌烦，尤其是想到以后可以和家人、朋友以及更多的人分享这些知识，可以让更多的人了解那些别处没有的、那些源自于先生自己的积累，心中就充满了欣喜。

　　借此机会感谢于歌、姜钦云和武丹，谢谢你们让这本书得以面世。多谢编辑于雯，多少次沟通、多少辛苦的工作才让这本书渐渐成形，得以诞生。谢谢那些未曾谋面却为这本书付出辛劳的人们。谢谢家人、朋友和同学们的支持和鼓励。

　　对于这本书的面世，我们期待已久，也一直心怀忐忑。 这是我和先生合作的第一本书，虽然在翻译的过程中和他每日沟通，也多次修改、校正，但恐怕仍然避免不了有误译、错译的地方，欢迎读者指出来，以便有机会及时改正。

於婕

2015 年 8 月北京

联系网站和邮箱：

网站：www.kidschina.org/bookcn

邮箱：book@kidschina.org

微信公众号：孩子生病怎么办